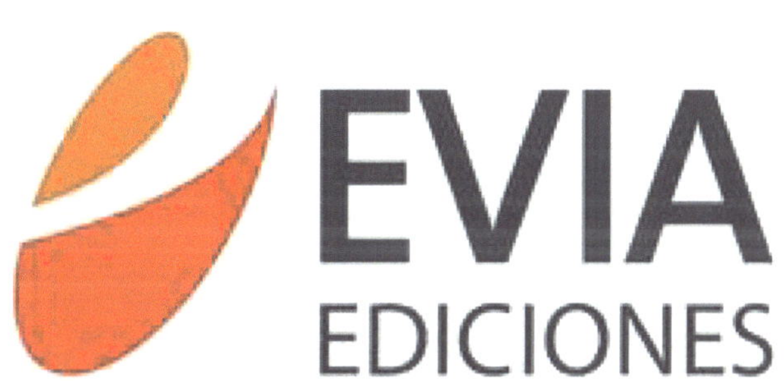

EVIA
EDICIONES

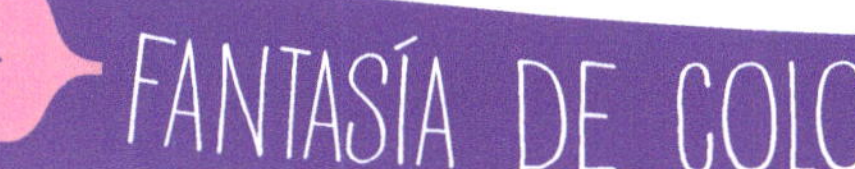

FANTASÍA DE COLORES

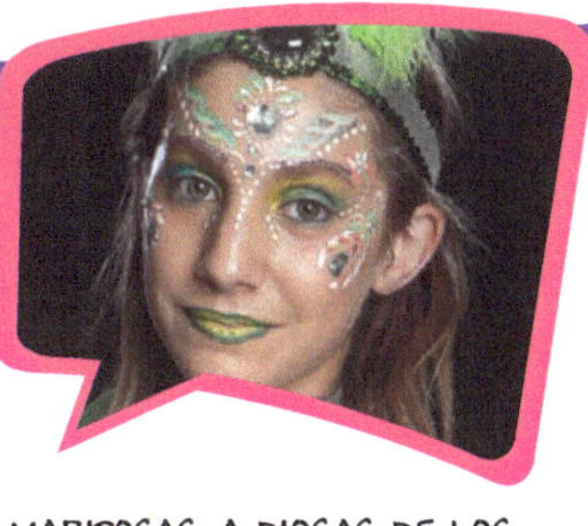

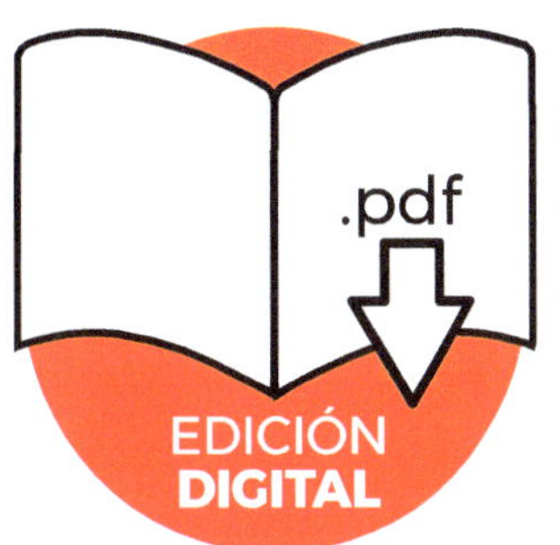

.pdf

EDICIÓN DIGITAL

EL MAQUILLAJE NOS ABRE UNA PUERTA INFINITA Y SORPRENDENTE. DE HECHO, NOS PERMITE VOLAR CON LA IMAGINACIÓN Y PONERNOS EN LA PIEL DE MUCHÍSIMOS PERSONAJES, DONDE EL COLOR ES SIEMPRE PROTAGONISTA.

POR ESO EN ESTA EDICIÓN LES PROPONEMOS DESDE MARIPOSAS, A DIOSAS DE LOS ELEMENTOS, PASANDO POR UN ROSTRO COMPLETO CON SUS MÚSCULOS AL AIRE Y HASTA UNA NUEVA FORMA DE AGASAJAR A UN BEBÉ QUE VIENE EN CAMINO. LA CONSIGNA ES APLICAR LOS PRODUCTOS CORRECTOS Y TOMARLE LA MANO A LOS PINCELES... LO DEMÁS, VENDRÁ POR AÑADIDURA.

USANDO COLORES ACUARELABLES, MAQUILLAJES LÍQUIDOS Y EN BARRA Y ACCESORIOS, PONDREMOS EN MARCHA UN DESAFÍO A LA VEZ ARTÍSTICO Y DIVERTIDO. ¡¡¡MANOS A LA OBRA!!!

SUMARIO

MAQUILLADORAS

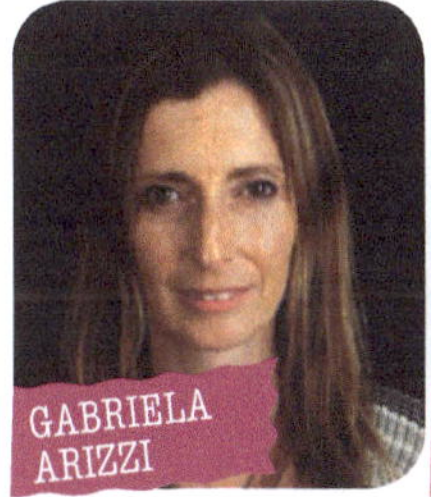

GABRIELA ARIZZI

Técnica en diseño y promoción publicitaria. Maquilladora artística y social. Docente de artes plásticas y de maquillaje. Body painter.

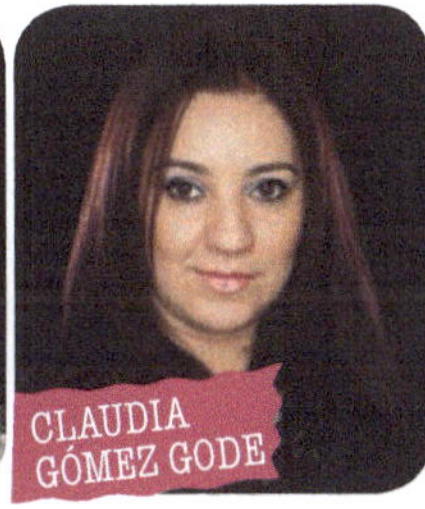

CLAUDIA GÓMEZ GODE

Profesora de arte, maquilladora artística profesional, body painter, disertante nacional e internacional, productora de eventos sociales. Mendoza.

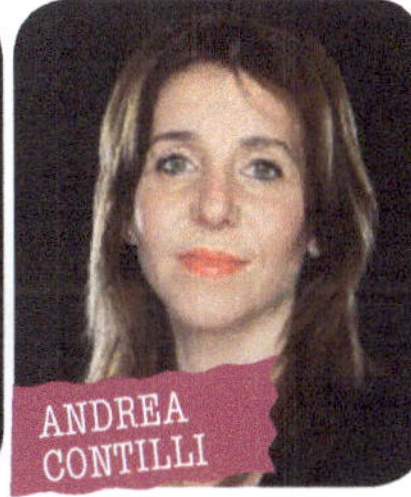

ANDREA CONTILLI

Maquilladora profesional. Capacitadora especializada en maquillaje artístico, efectos especiales y body painting. Santa Fe.

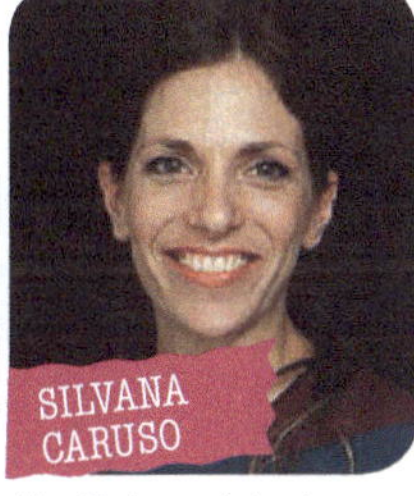

SILVANA CARUSO

Maquilladora profesional y artística, body painter y Técnica en caracterización teatral, recibida en el Instituto Superior de Arte del Teatro Colón. Dirije su Estudio-Escuela de Maquillaje, donde ejerce personalmente la docencia. Buenos Aires.

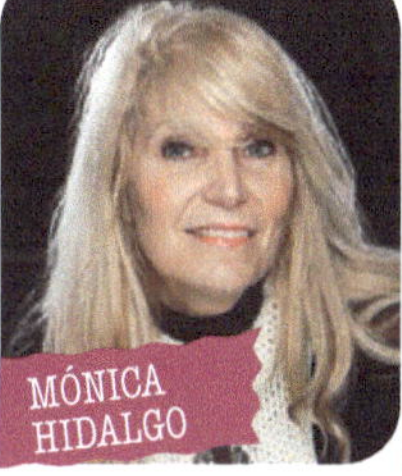

MÓNICA HIDALGO

Artista plástica, diseñadora gráfica, muralista, profesora de artes visuales, maquilladora teatral y social. Buenos Aires.

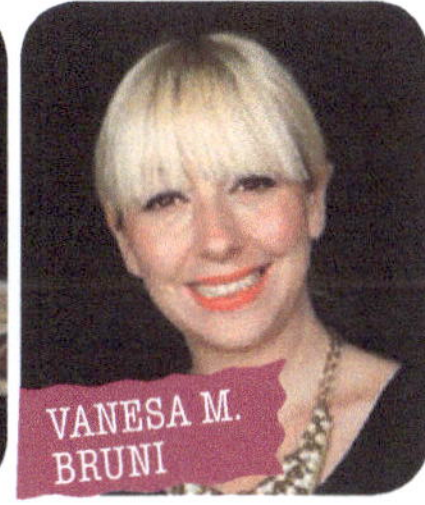

VANESA M. BRUNI

Egresada del Instituto Superior de Arte del Teatro Colón en caracterización teatral. Docente del Taller de Maquillaje y Pelucas en el C.C.G.S.M. Docente en su escuela de Arte de Maquillaje Teatral. Buenos Aires.

GENERALIDADES

PARA QUE LOS TRABAJOS QUEDEN COMO LOS QUE PRESENTAMOS, ADEMÁS DE PACIENCIA Y UN POCO DE PRÁCTICA, ES NECESARIO TENER EN CUENTA LOS CONSEJOS DE LAS ESPECIALISTAS.

ANTES

► El maquillaje debe aplicarse siempre sobre el rostro y cuello limpios, libres de cremas u otros maquillajes.

► Tanto el/la maquillador/a como el/la modelo deben estar cómodamente sentados.

► Nunca debe maquillarse sobre heridas.

DURANTE

► Siempre se debe sumergir el pincel en agua y emulsionar el color de maquillaje que se va a usar.

► Utilizar la esponja de goma espuma o látex para cubrir grandes superficies o realizar las bases.

► Es fundamental lavar bien los pinceles con agua cuando se cambia de color.

► Evitar que el maquillaje o el gibré entre en los ojos.

► Utilizar esponjas y pinceles bien limpios. Para ello se debe usar agua, jabón y antiséptico.

► Aplicar gibré cuando la pintura aún está fresca. Se recomienda además el uso de un pincel o bien la yema de los dedos. Otra opción es humedecer el pincel y aplicar el gibré directamente sobre el rostro.

► Para trazar líneas finas, es recomendable practicar antes sobre la mano. En estos casos, se deberá utilizar un pincel fino y que termine en punta, tipo liner o delineador.

DESPUÉS

► Lavar el rostro con abundante agua y jabón para retirar la pintura, utilizar algodón si el niño o niña tiene los ojos sensibles. ¡EL MAQUILLAJE SE RETIRARÁ MUY FÁCILMENTE!

1 BASES - CONSEJOS ÚTILES

Las bases de color se aplican muy fácil y cubren uniformemente la piel, siguiendo estas técnicas:

► Aplicar con un pincel ancho o una esponja de goma espuma o látex (apenas humedecida) la cantidad suficiente de maquillaje acuarelable, con el fin de que el color se vea intenso y uniforme.

► Usar la esponja dando pequeños golpecitos suaves sobre el rostro. Este modo de aplicación asegura un maquillaje más uniforme y cuidado.

► Maquillar primero las áreas más grandes del rostro, como frente y mejillas. Luego, aplicar alrededor de la boca y la nariz. Por último, cuando la esponja tenga poco maquillaje, aplicarla suavemente alrededor de los ojos –que deben permanecer cerrados– y sobre los párpados.

► Dejar secar el maquillaje de la base antes de aplicar otro color.

2 MAQUILLAJE LÍQUIDO

Para acompañar la nueva tendencia mundial de pintura corporal y facial con aerógrafo (bodypainting), Pintafan ha desarrollado las tintas líquidas, un producto de cobertura perfecta y homogénea para esta técnica. De alto rendimiento, resistencia y flexibilidad. Ideal también para fotografía publicitaria y tecnología HD. Su consistencia es también perfecta para la aplicación con esponja y/o pincel. Es necesario agitarlo muy bien antes de utilizarlo. Se presenta en los colores primarios (lo que permite formar el resto de los colores), más blanco, negro y metalizados. Se retira con agua y jabón.

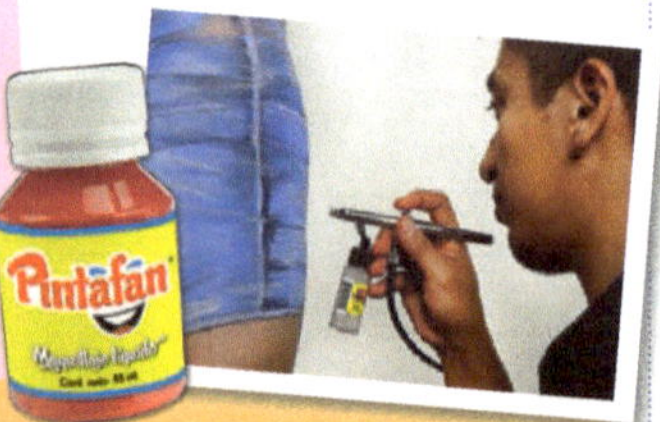

TIP Es fundamental mantener bien cerrados los frascos para evitar la deshidratación. Si esto pasara, se puede compensar agregando unas gotitas de agua hasta lograr la consistencia original.

ES IMPORTANTE QUE EL/LA MODELO CIERRE SUAVEMENTE LOS OJOS Y RELAJE SU CARA COMO SI ESTUVIERA DORMIDO/A, PARA QUE NO SE GENEREN PLIEGUES EN LA BASE DE MAQUILLAJE.

3 MAQUILLAJE ACUARELABLE

Puede utilizarse tanto para dar bases con esponja, como para realizar delineados o detalles de precisión con pinceles.

Es de gran poder cubritivo y rendimiento: con un pote de 2 g se pueden pintar con pincel hasta diez caras completas y, con un pote de 9,2 g, hasta cincuenta. Sobre una paleta, hidratar con agua el maquillaje hasta lograr la consistencia deseada. Se aplica con esponja o pincel sobre la piel y generalmente alcanza una sola pasada. De no ser así, se puede rectificar la proporción de agua/pintura.

Se retira fácilmente de la piel utilizando agua y jabón.

Existe una amplia variedad de colores que pueden mezclarse para lograr la tonalidad deseada. La paleta de colores se compone con 20 colores brillantes y 4 colores flúo. Se presentan en set de 2 pastillas, set de 4 pastillas, e individuales de 9.2 g.

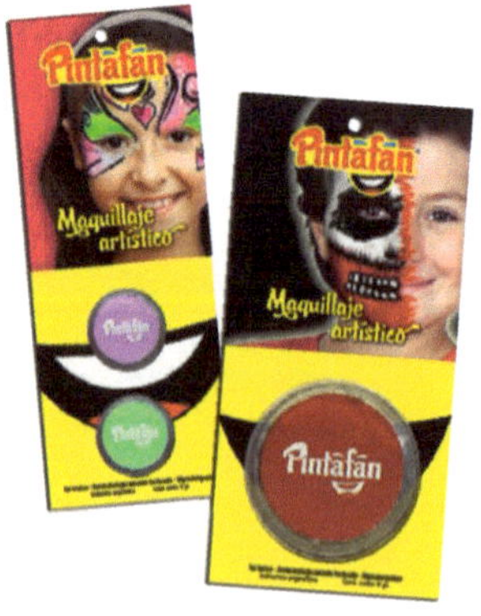

4 MAQUILLAJE CREMOSO

Se trata de una línea de colores con consistencia cremosa al agua, lo que marca una diferencia sustancial con las líneas tradicionales que suelen ser aceitosas y de difícil remoción. Dentro de la línea existen 7 colores plenos, 4 colores flúo que brillan con luz ultravioleta y 4 colores metalizados ¡Se pueden mezclar unos con otros! De gran rendimiento y excelente cobertura, los colores plenos servirán para maquillar aproximadamente unas 80 caras completas.

Importante: al ser un producto listo para usar, NO debe agregarse agua. Trabajar directamente con pincel o esponja húmeda, para que se integre mejor la pintura. Se retira con agua y jabón. Presentación: potes de 50 g y pomos de 10 g.

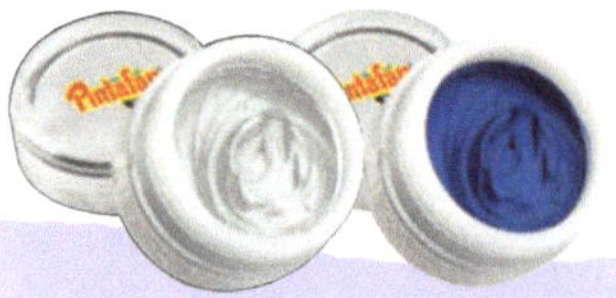

APLICAR EL MAQUILLAJE ES MUY SENCILLO...

¡se pueden usar los dedos y también utilizar sobre el cabello! Es hipoalergénico y no tiene perfume.

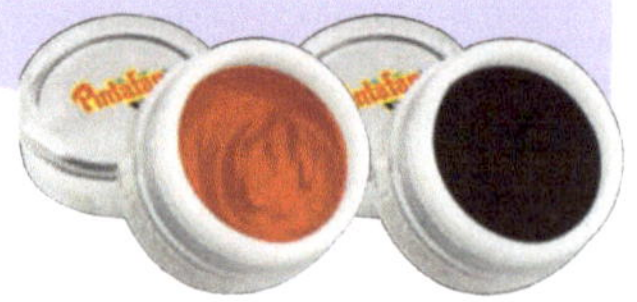

TODOS LOS COLORES SE PUEDEN MEZCLAR. ES CONVENIENTE CONTAR CON UNA PALETA O RECIPIENTE LIMPIO PARA HACER LA MEZCLA.

ESTOS MAQUILLAJES NO MANCHAN LA ROPA PORQUE NO TIENEN LA CAPACIDAD DE TEÑIR TELAS. SI QUEDARA RETENIDO ENTRE LAS FIBRAS, LAVAR LA PRENDA CON JABÓN SUAVE Y AGUA FRÍA.

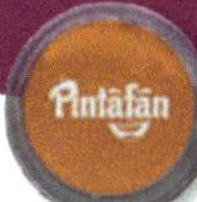
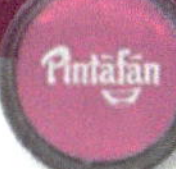
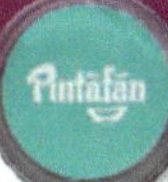
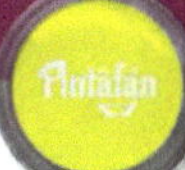

MAQUILLAJE BRILLO EN LA OSCURIDAD "GLOW IN THE DARK"

Animate a utilizar tu creatividad para lucir diseños en la oscuridad o con luz ultravioleta.

Nuevo producto con formulación de última generación, cumpliendo con las más estrictas normas de calidad. Se aplica directamente con el pomo aplicador para lograr el diseño. Para que el efecto sea más intenso en la oscuridad o con luz ultravioleta, recomendamos proporcionar buena cantidad de producto. Para retirar lave la zona suavemente con agua tibia y jabón.

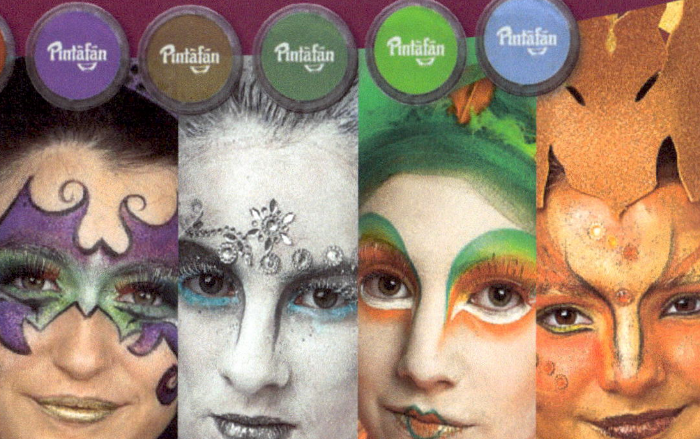

5 — MAQUILLAJE EN BARRA PARA EL CUERPO

Línea de maquillaje en barra para el cuerpo, ideal para trabajos a mano alzada y rápidos, sin necesidad de utilizar pincel. Nuevos colores brillantes se suman al blanco, negro: metalizados, dúos y flúo. ¡Son geniales para divertirte en las fiestas! Recordá que los colores flúo potencian su luminiscencia con la luz ultravioleta.

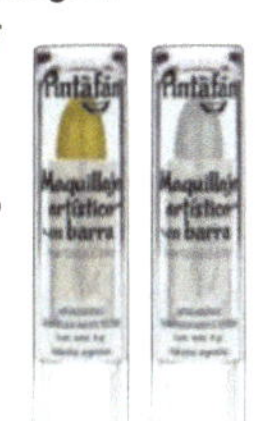

MAQUILLAJE CREMA EN POMO

Colores: blanco, negro, amarillo, azul, rojo y celeste.
Colores flúo: amarillo, rosa, verde y naranja.
Metalizados: oro y plata.

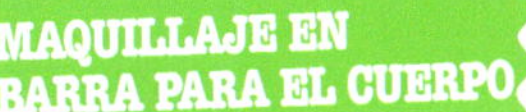

MAQUILLAJE EN BARRA DÚO PARA EVENTOS DEPORTIVOS

Se trata de dos tonos en un solo producto. Fácil de aplicar y apto para todo el cuerpo.
Combinaciones de colores: azul/amarillo; rojo/blanco y blanco/celeste.

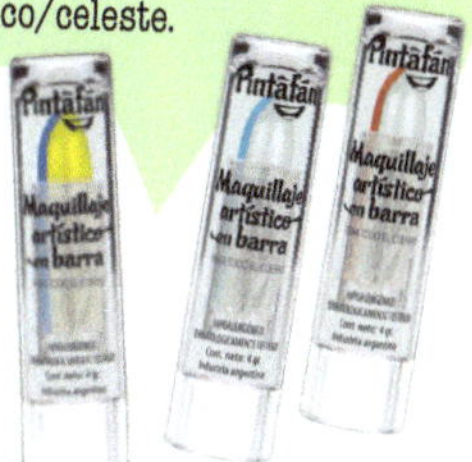

6 — PINCELES MÁS UTILIZADOS

Recomendamos utilizar pinceles sintéticos ya que son más resistentes al agua.
Te contamos en qué secuencia del maquillaje se debe utilizar cada pincel.

▶ **LINER**
Para delinear

▶ **REDONDO Nº 2**
Para realizar luces y sombras.

▶ **REDONDO Nº 4**
Para dibujar.

▶ **REDONDO Nº 5 y 6**
Para rellenar.

▶ **CHATO**
Para perfilar.

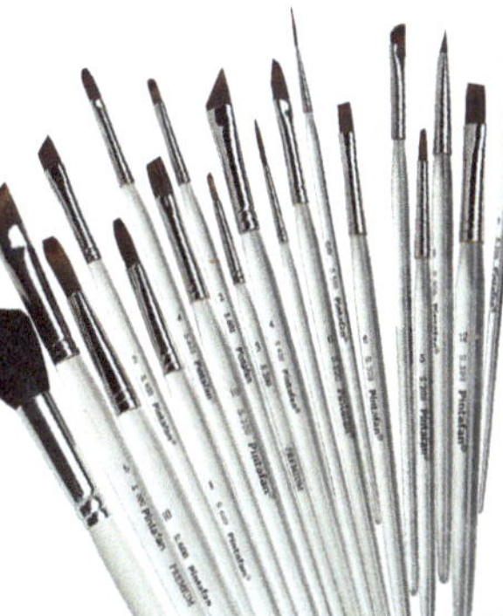

PRODUCTOS AL AGUA

Todos los productos de esta amplia línea de maquillajes, al ser al agua, pueden mezclarse entre sí para lograr distintas texturas y colores. ¡Animate a probar!

7 — ESPONJAS PARA MAQUILLAR

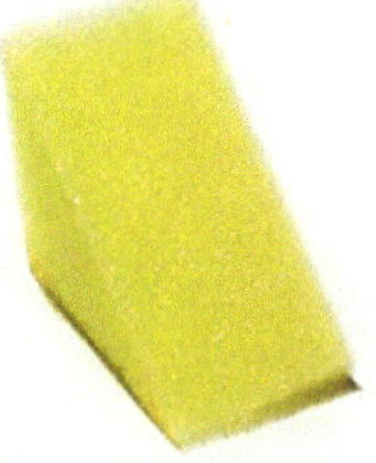

ESPONJAS DE GOMAESPUMA

Absorben menos producto, lo cual permite ahorrar material y es muy versátil.
Se comercializan en planchas, y se deben cortar con trincheta o tijera. Se les da distintas formas para utilizarlas como sellos. Se lavan fácilmente con agua y jabón.

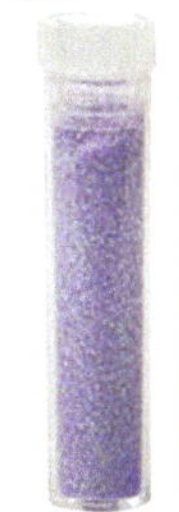

ESPONJAS DE LÁTEX

Producto de consistencia y durabilidad ideal.
Excelente para dar bases y cubrir grandes superficies. Generalmente tienen forma triangular.
Siempre es conveniente tener una para cada color que se vaya a utilizar.

8 — ACCESORIOS PARA REALIZAR LOS DISEÑOS

GLITTER EN AEROSOL

Aporta finos destellos que realzan cualquier diseño. Apto para usarlo en todo el cuerpo, inclusive sobre el cabello.

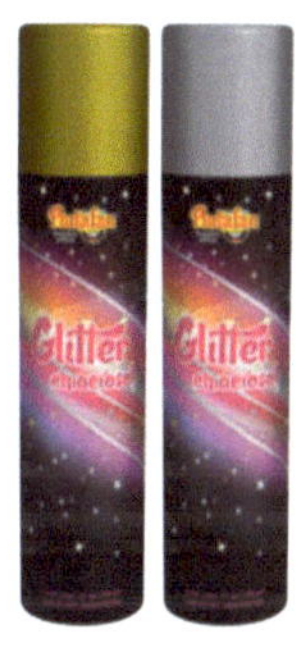

GIBRÉ

STRASS

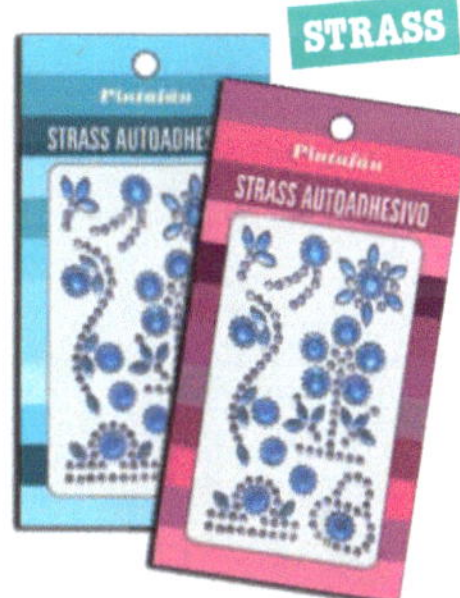

SANGRE LÍQUIDA

Producto que simula el efecto de sangrado sobre la piel.
De gran rendimiento, textura y color similar al de la sangre "real".

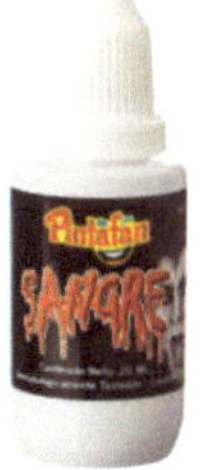

PEGAMENTO ARTÍSTICO: "MASTIC"

Adhesivo al agua, ideal para aplicar elementos decorativos.

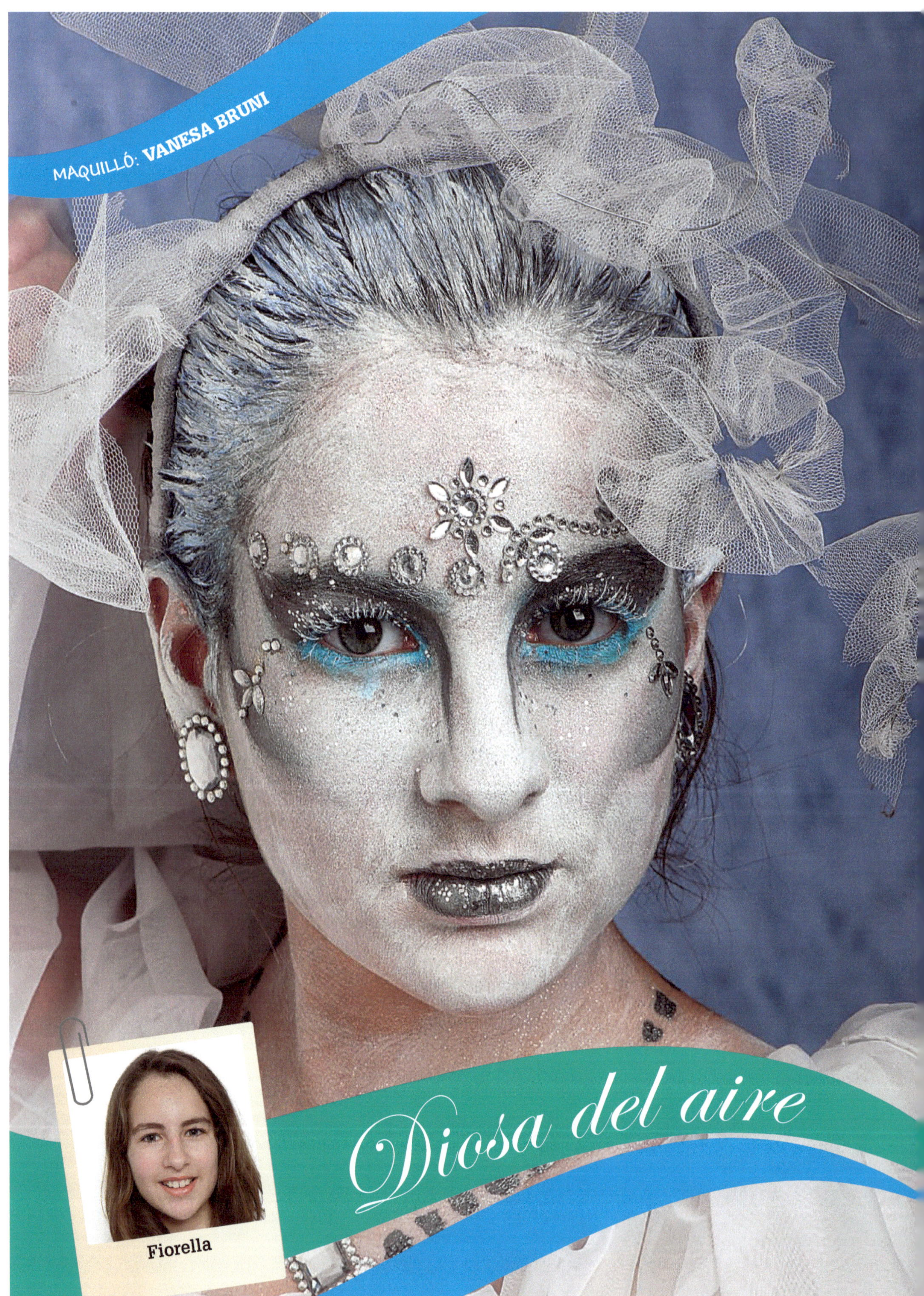
MAQUILLÓ: VANESA BRUNI
Diosa del aire
Fiorella

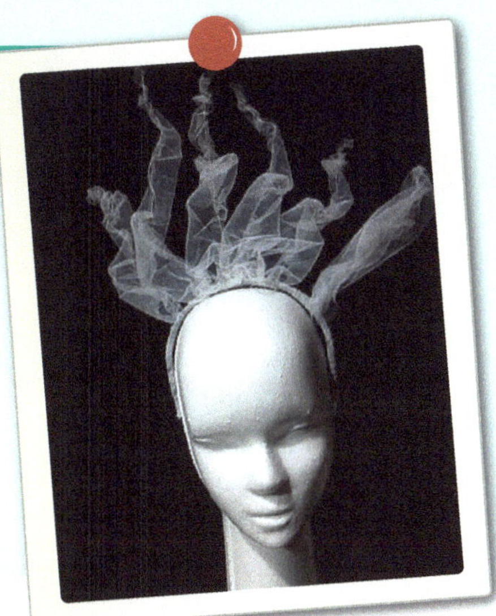

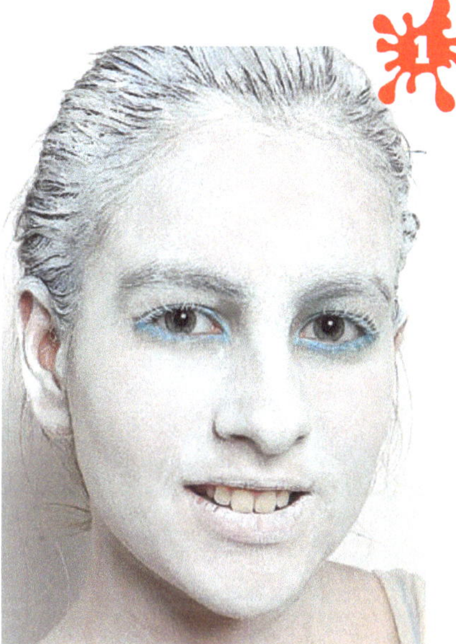

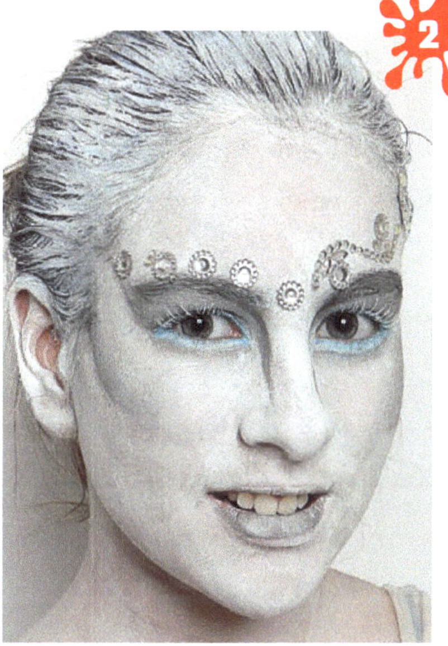

Colocar base con acuarelable blanco y esponja, cubriendo bien los labios, orejas y párpados. Matizar también el pelo y el pecho.
Delinear esfumando el párpado inferior, con un acuarelable celeste muy suave.

Con el cremoso plateado realizar un esfumado en la zona de las cejas y bajarlo por los costados del tabique nasal. Maquillar los labios con plateado y el pincel chato fino. Con el mastic, pegar las distintas piedras y cristales bordeando las cejas, simulando una corona.
Para terminar con el maquillaje, colocar glitter en aerosol color plateado para un efecto más intenso.

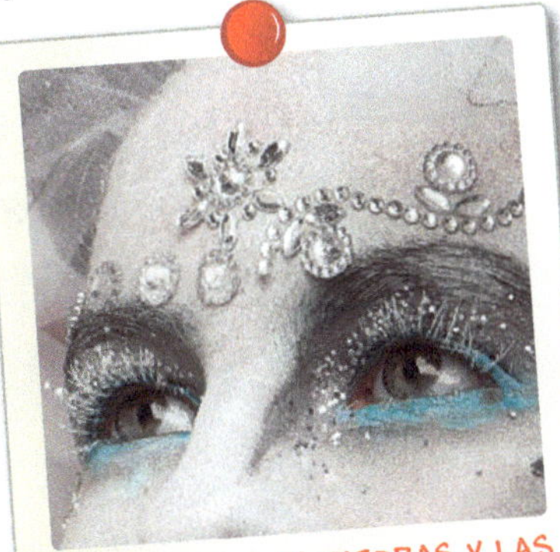

EL GLITTER, LAS PIEDRAS Y LAS PESTAÑAS AL TONO, APORTAN UN EFECTO LUMINOSO Y FRÍO.

CÓMO HACER EL TOCADO

MATERIALES
TUL
VINCHA
ALAMBRE FINO Y BLANDO
TIJERA Y ALICATE PARA CORTAR ALAMBRE

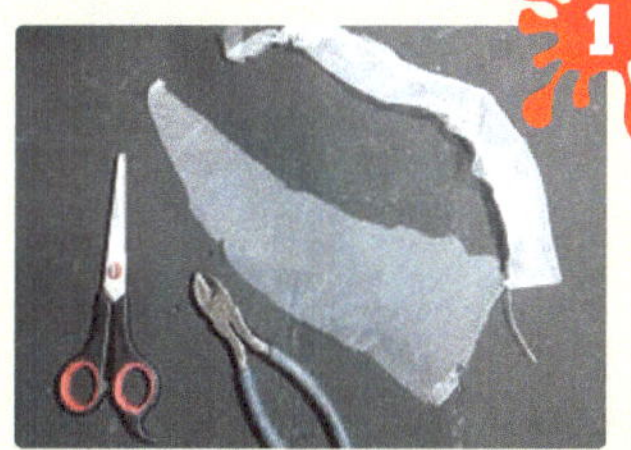

Cortar 6 triángulos de tul de diferentes alturas y 7 cm de base. Cortar 6 tiras iguales de alambre del mismo largo que los triángulos de tul. Unir los laterales de cada triángulo y, con el alambre, simular una costura, entrelazándolo. Asegurar en el extremo superior doblando el alambre. Repetir el proceso con los seis triángulos de tul.

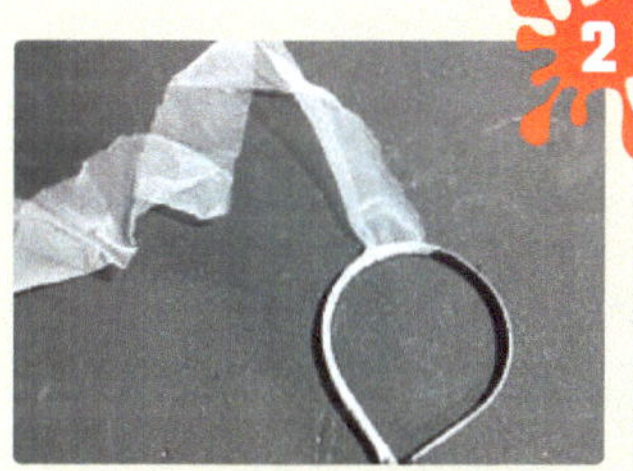

Forrar la vincha con una tira de tul del largo necesario y de unos 5 cm de ancho. Al finalizar todo el contorno, dejar un excedente de tul para poder realizar la terminación.

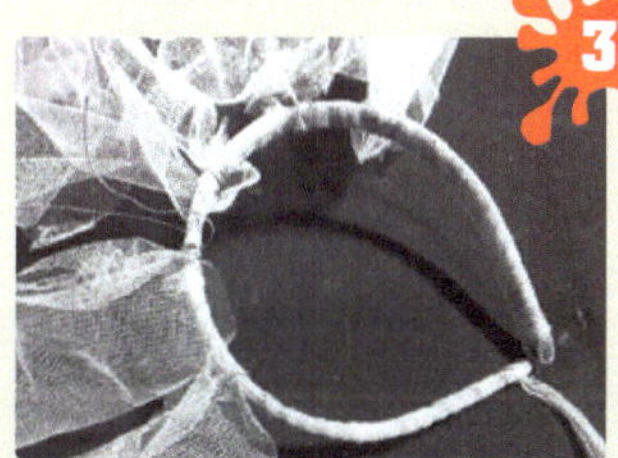

Tomar los tubos de tul y alambre del paso 1 y unirlos a la vincha enroscando el alambre del extremo inferior de cada uno a ella. Con el excedente de tul, cubrir el contorno de la vincha para cubrir el alambre.

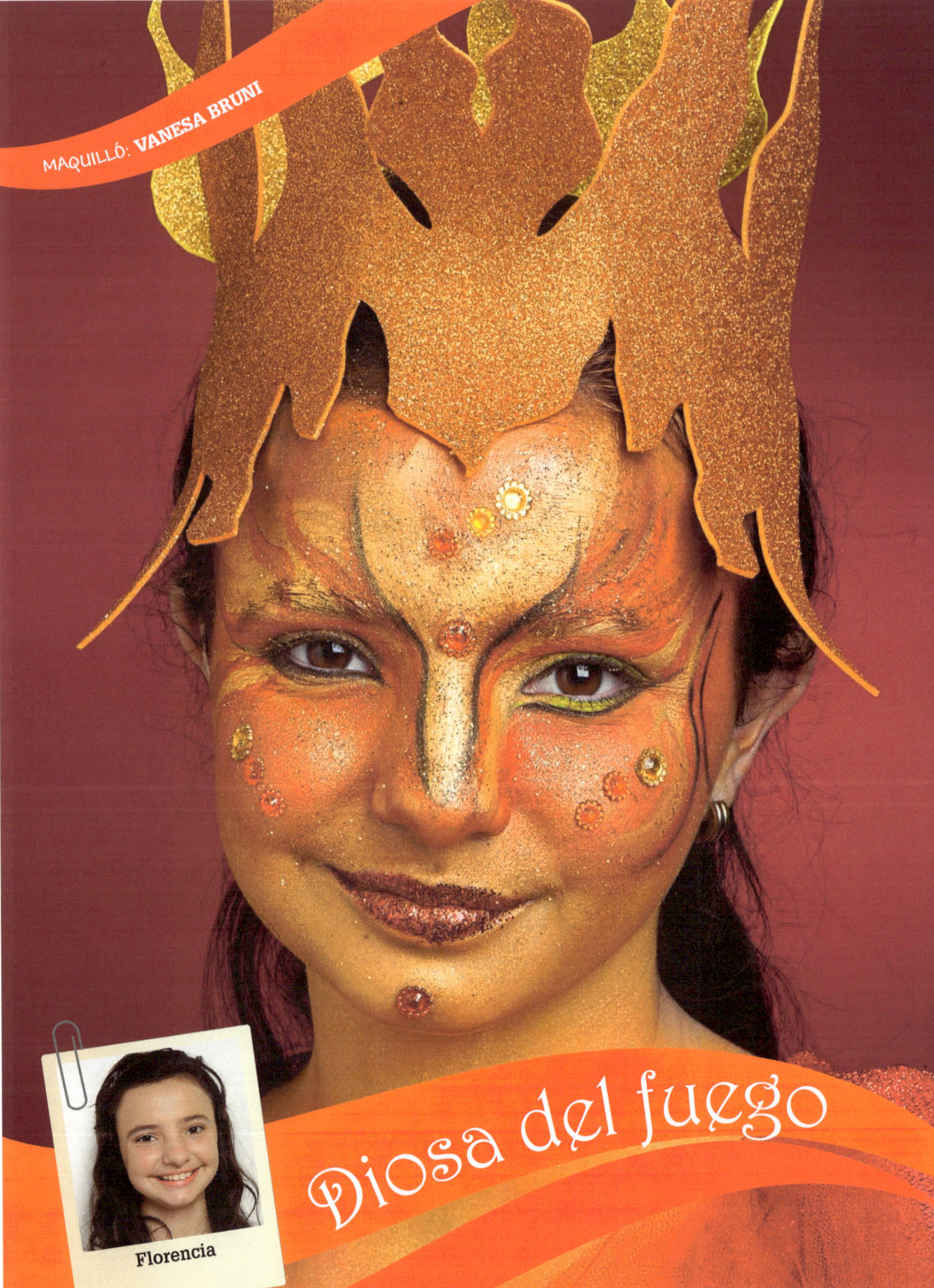

MAQUILLÓ: VANESA BRUNI
Florencia
Diosa del fuego

PINTURA
ACUARELABES: COBRE, ROJO, NARANJA Y AMARILLO
MAQUILLAJE LÍQUIDO DORADO
AEROSOL GLITTER DORADO

PINCEL
LENGUA DE GATO Nº 3
LINER Nº1

ESPONJA DE GOMAESPUMA

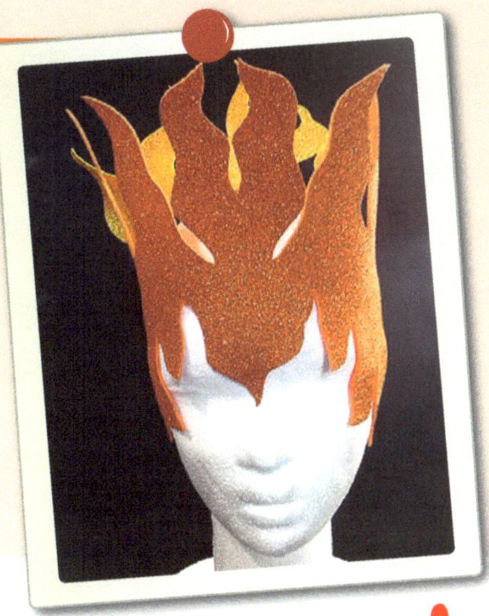

CÓMO HACER EL TOCADO

MATERIALES
1 PLANCHA DE GOMA EVA CON PURPURINA DE COLOR NARANJA
1 PLANCHA DE GOMA EVA CON PURPURINA DE COLOR AMARILLO
1 VINCHA
PAPEL Y LÁPIZ PARA DIBUJAR LOS MOLDES
CÚTER O TIJERA
CINTA DE PAPEL
ADHESIVO DE CONTACTO

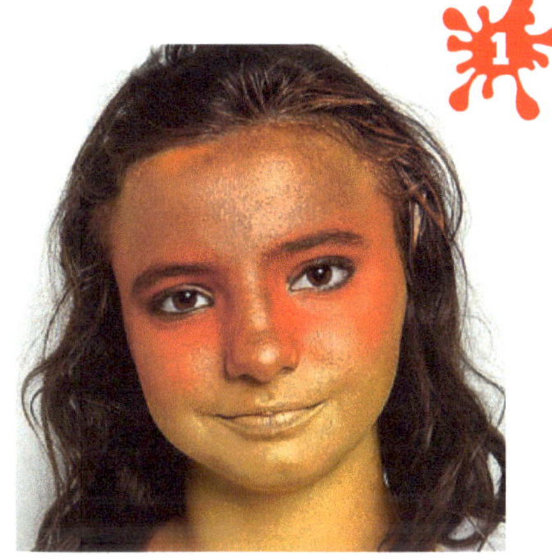

Realizar, con una esponja húmeda en agua, un degradé de colores acuarelables que vaya del cobre pasando por naranja y amarillo, trabajando cuidadosamente todos los espacios del rostro.

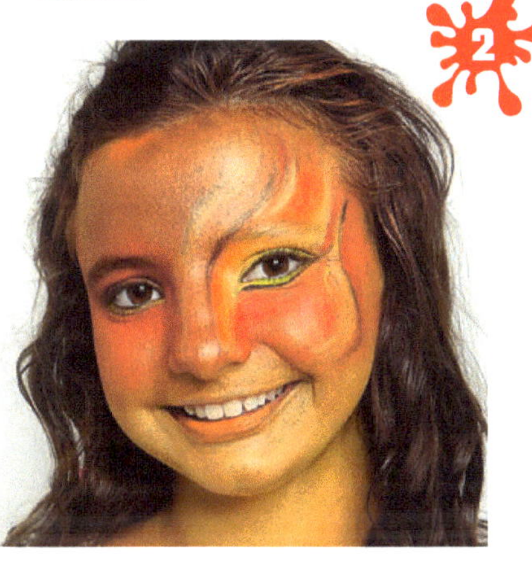

Realizar, con el pincel lengua de gato N° 3, unas líneas irregulares curvas ascendentes simulando llamas, con los acuarelables rojo y naranja.

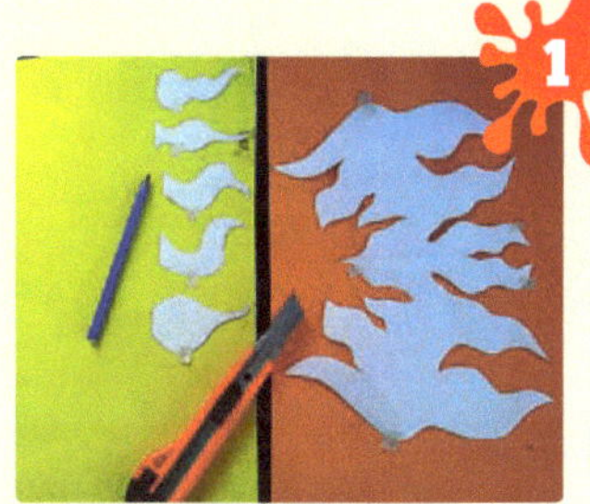

Dibujar sobre el papel un diseño de llamas, teniendo en cuenta que el ancho debe cubrir la frente del niño. El alto es a gusto, en este caso, el molde es de 30 x 16 cm. También dibujar 5 llamas individuales de unos 8 cm de alto. Marcar sobre la parte trasera de la goma eva (que no tiene purpurina) el patrón de llamas y cortarlo. Las llamas individuales marcarlas sobre la parte trasera de la goma eva amarilla y cortarlas.

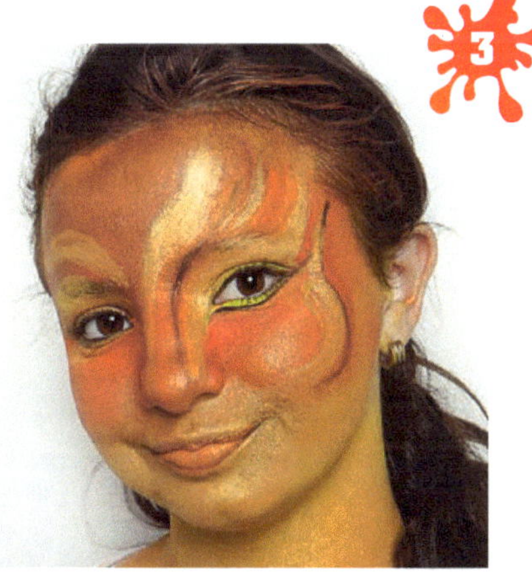

Trabajar con el maquillaje líquido dorado las luces en la frente, pómulo y mentón para realzar el volumen del rostro.

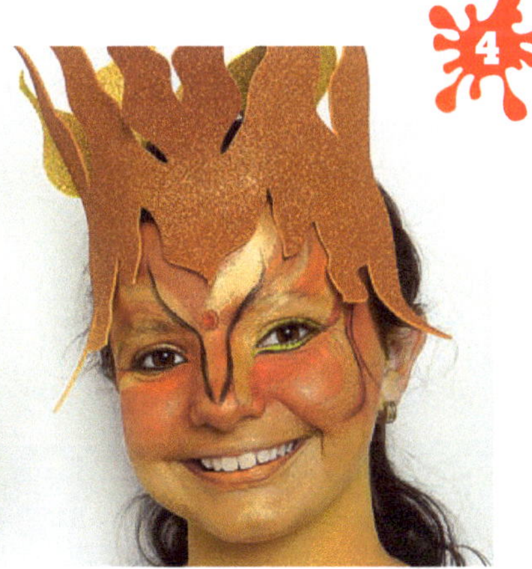

Agregar acuarelable rojo para perfilar los labios con un pincel liner N° 1 y colocarle piedritas rojas y doradas. Agregar glitter en aerosol color oro para un efecto más luminoso aún.

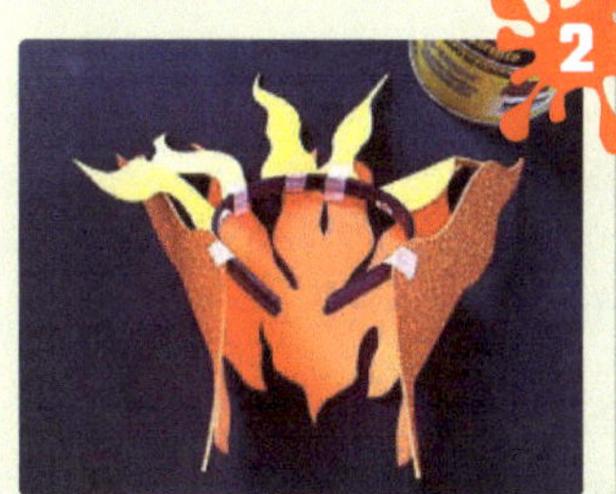

Luego, con la cinta de papel, presentar las llamas en el contorno de la vincha, cuidando de no entorpecer la visión de la modelo. Una vez que estén todas las partes acomodadas, adherir con pegamento de contacto.

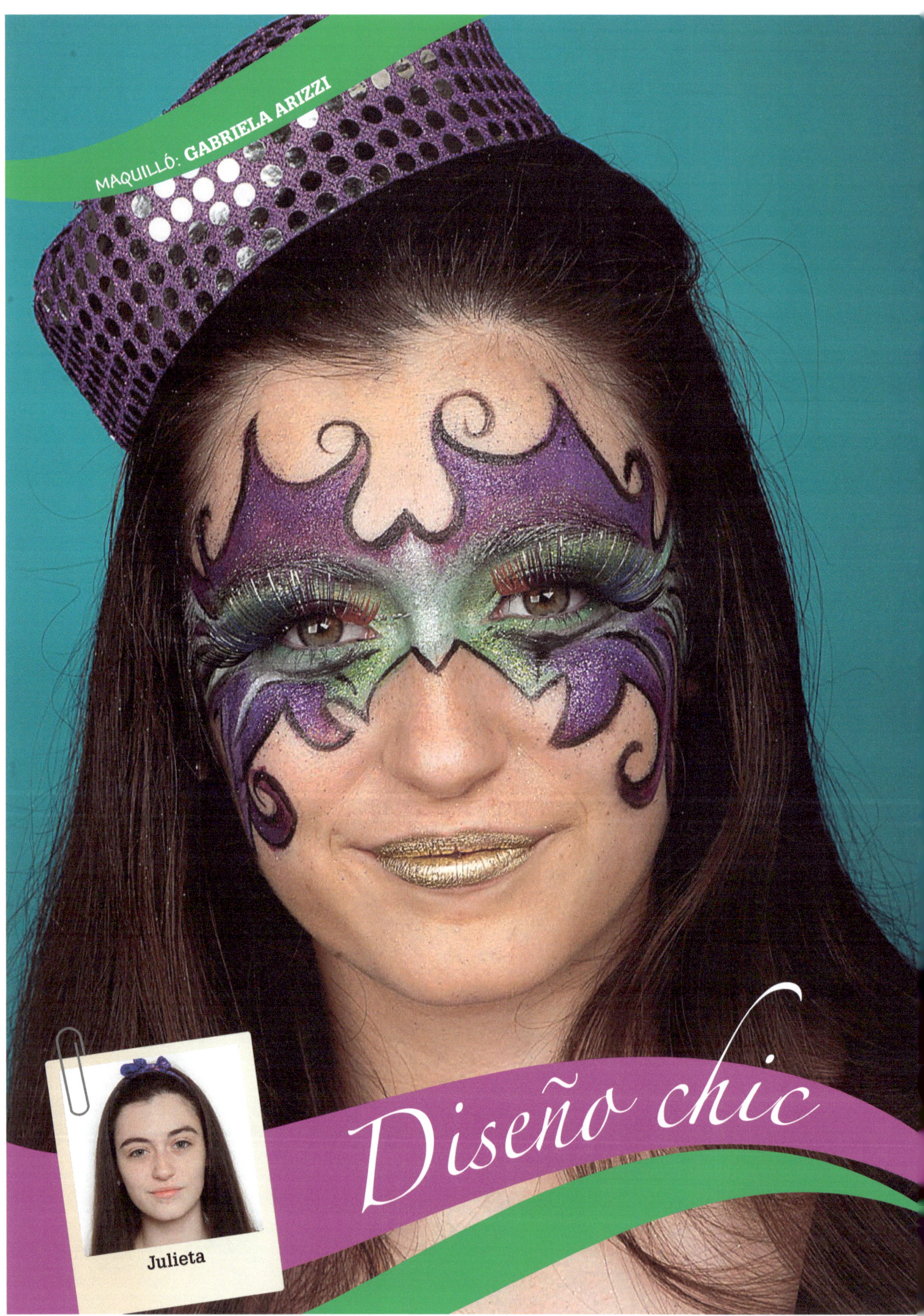

MAQUILLÓ: GABRIELA ARIZZI
Julieta
Diseño chic

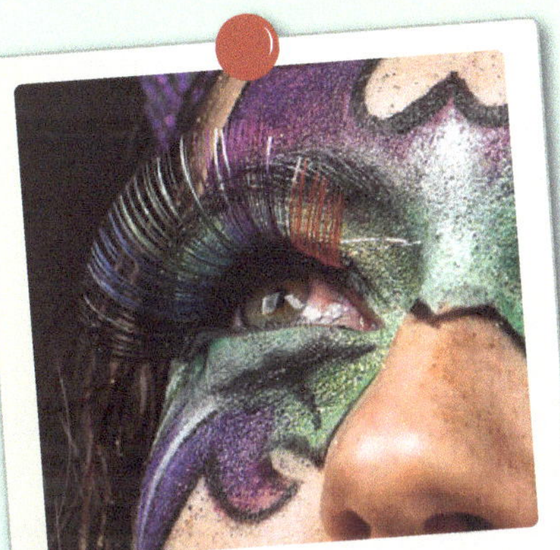

PESTAÑAS POSTIZAS MULTICOLOR,
PARA UNA MIRADA IRRESISTIBLE.

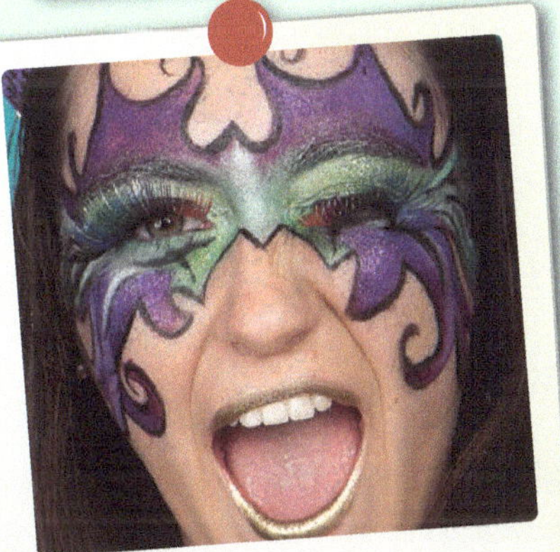

PARA DAR MÁS FUERZA A LOS
COLORES, RETOCAR EN LOS
BORDES –EN ESTE CASO CON
VIOLETA– ESFUMAR HACIA EL
CENTRO Y, ANTES DE APLICAR
EL SEGUNDO COLOR –VERDE–
APLICAR GIBRÉ CON PINCEL
REDONDO N° 8 SECO.

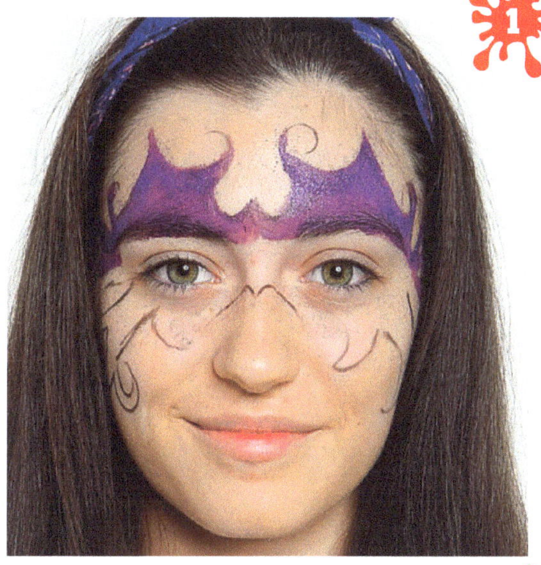

1 Con delineador negro trazar el diseño estilo antifaz, teniendo en cuenta la proporción del rostro. Para ello, dividir imaginariamente en tres franjas y maquillar esfumando los colores violeta y verde acuarelables de arriba hacia abajo con el pincel angular. Dar luces con blanco. Aplicar gibré sobre el violeta, antes de comenzar con el verde.

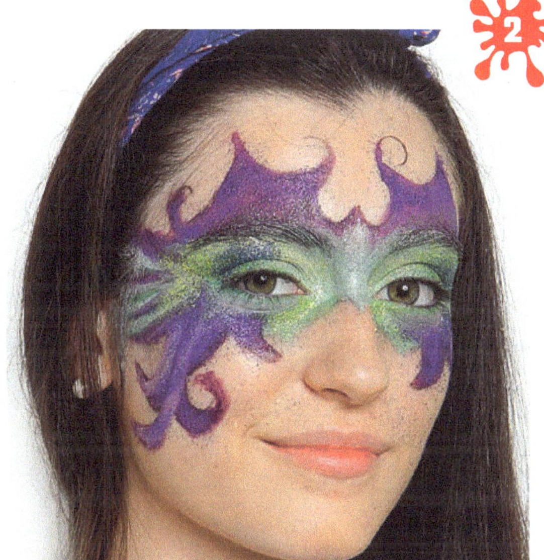

2 Con acuarelable verde y el pincel lengua de gato N° 4, pintar la parte central del antifaz. Agregar blanco, esfumar e integrar el verde con el violeta, dando así volumen y contraste. Antes que seque, aplicar gibré en tonos de verde en el párpado móvil. Con violeta, completar el maquillaje de la parte inferior del antifaz y aplicar gibré antes que seque.

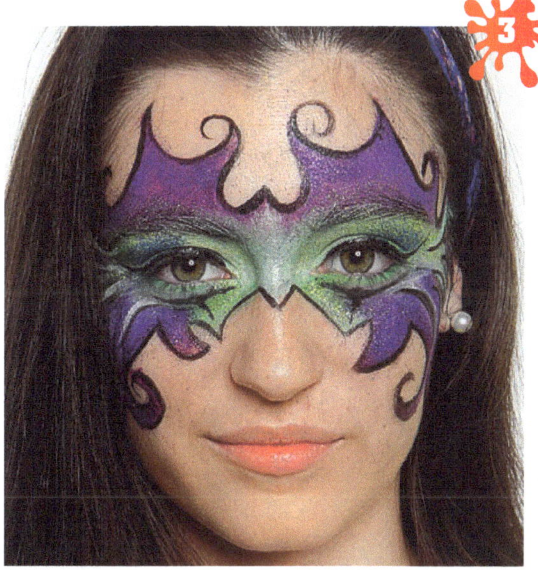

3 Para que la terminación aporte volumen y fuerza, hacer algunos detalles en blanco. Retocar y profundizar degradés y esfumados. Con liner y maquillaje negro líquido, delinear y realizar arabescos, para definir el diseño. Con pincel lengua de gato N° 2, maquillar los labios con oro líquido. Fijar y dar brillo final con glitter en aerosol oro. Colocar pestañas postizas.

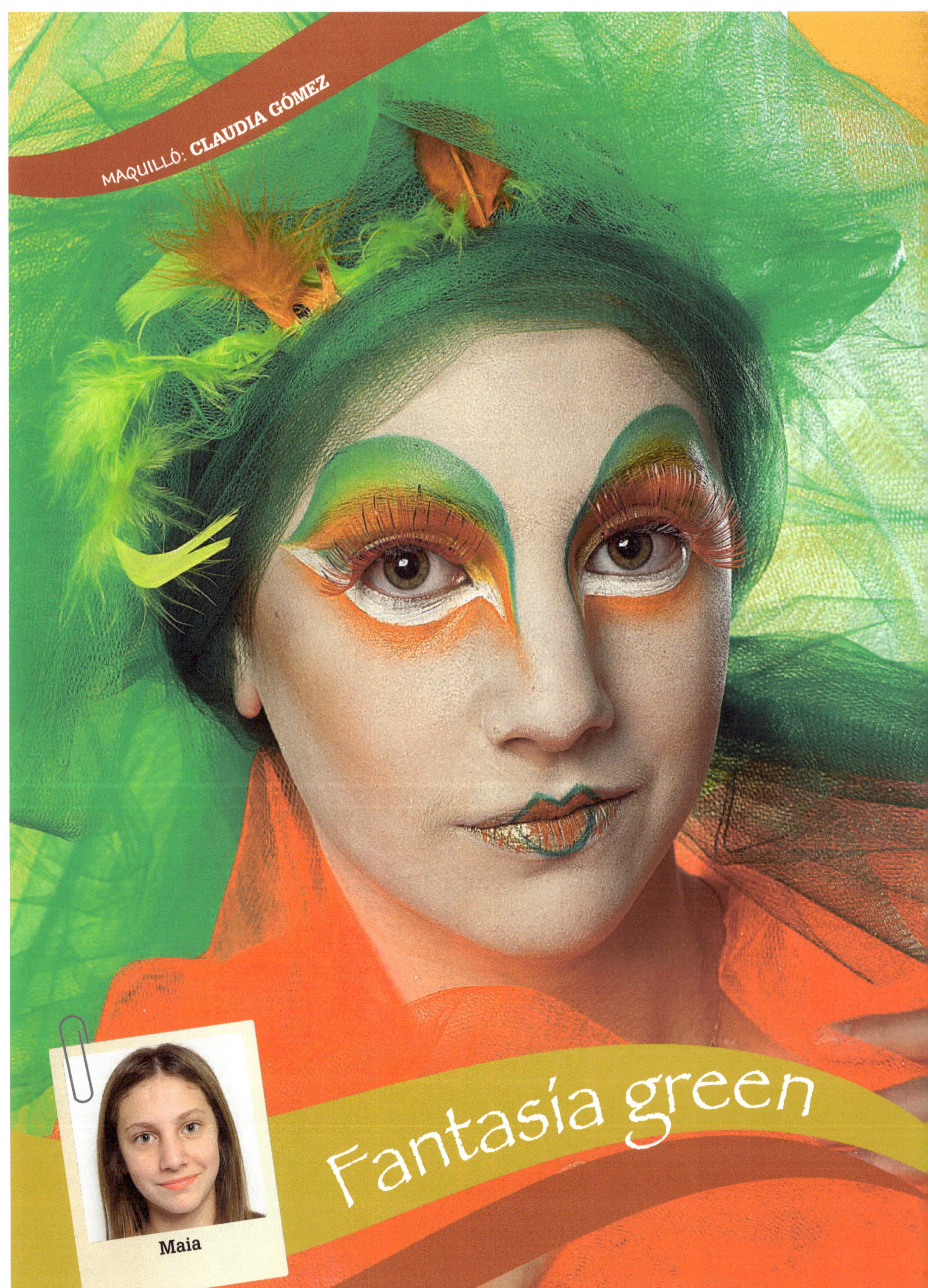

MAQUILLÓ: CLAUDIA GÓMEZ
Fantasía green
Maia

MATERIALES

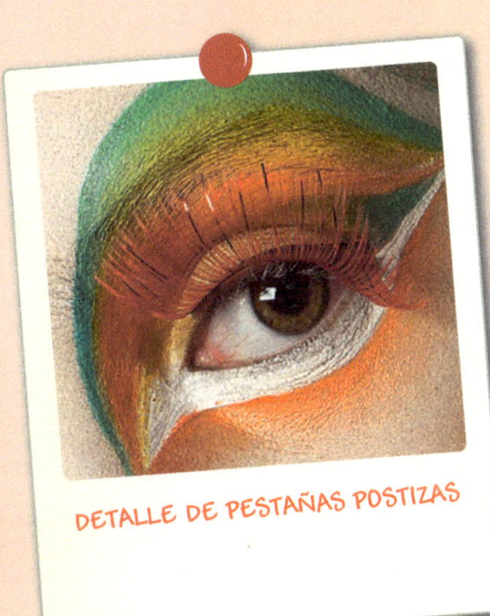

DETALLE DE PESTAÑAS POSTIZAS

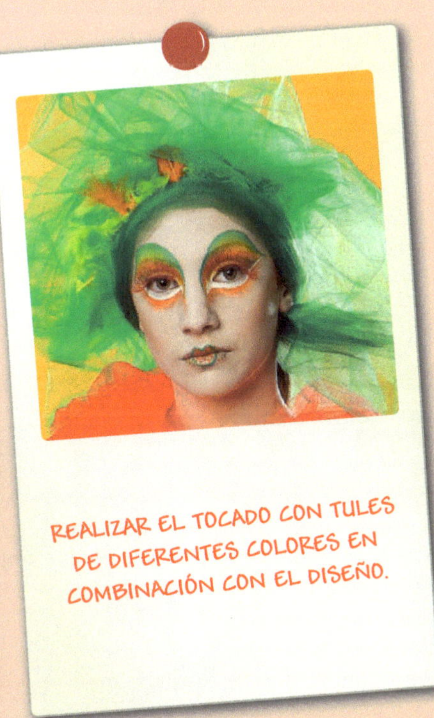

REALIZAR EL TOCADO CON TULES
DE DIFERENTES COLORES EN
COMBINACIÓN CON EL DISEÑO.

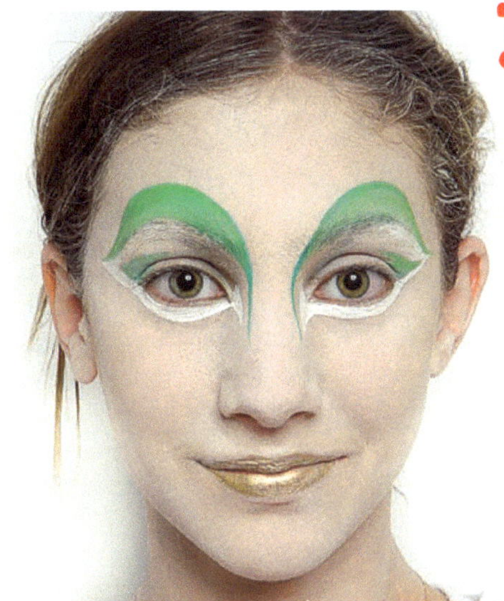

1 Con la esponja húmeda maquillar el rostro con acuarelable blanco, ocultando las cejas. Con pincel liner N° 2 y maquillaje acuarelable verde, trabajar el diseño: esfumarlo con acuarelable amarillo y pincel lengua de gato N° 2. Debajo de los ojos, con el liner N° 1 y maquillaje líquido blanco, trazar una línea. Aplicar maquillaje líquido oro con lengua de gato N° 2 en los labios.

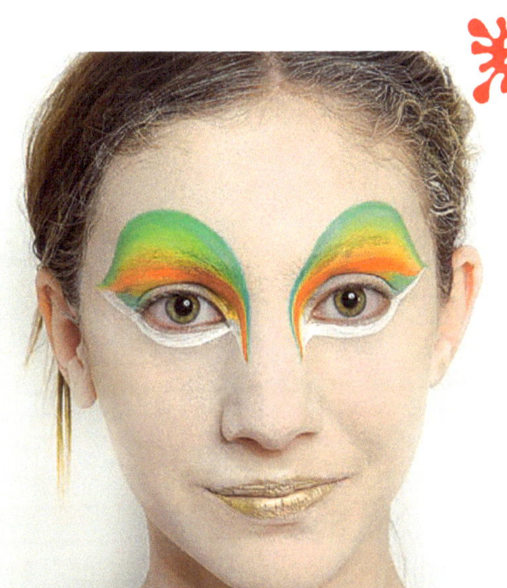

2 Con pincel lengua de gato N° 3, aplicar color naranja acuarelable en párpados e integrar el color con amarillo. Trabajar el color con pincel lengua de gato N° 2, integrando colores y definir los extremos con pincel liner N° 2.

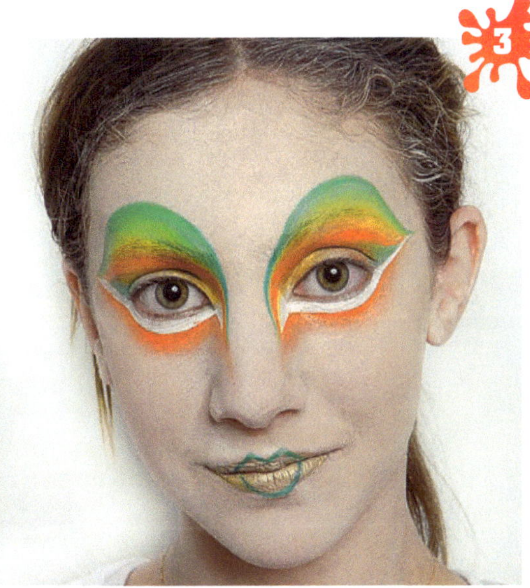

3 Delinear labios con liner N°1 y maquillaje acuarelable verde, disminuyendo el tamaño de labios. Completar el diseño con acuarelable naranja. Aplicar gibré en labios y párpados. Finalizar con pestañas postizas.

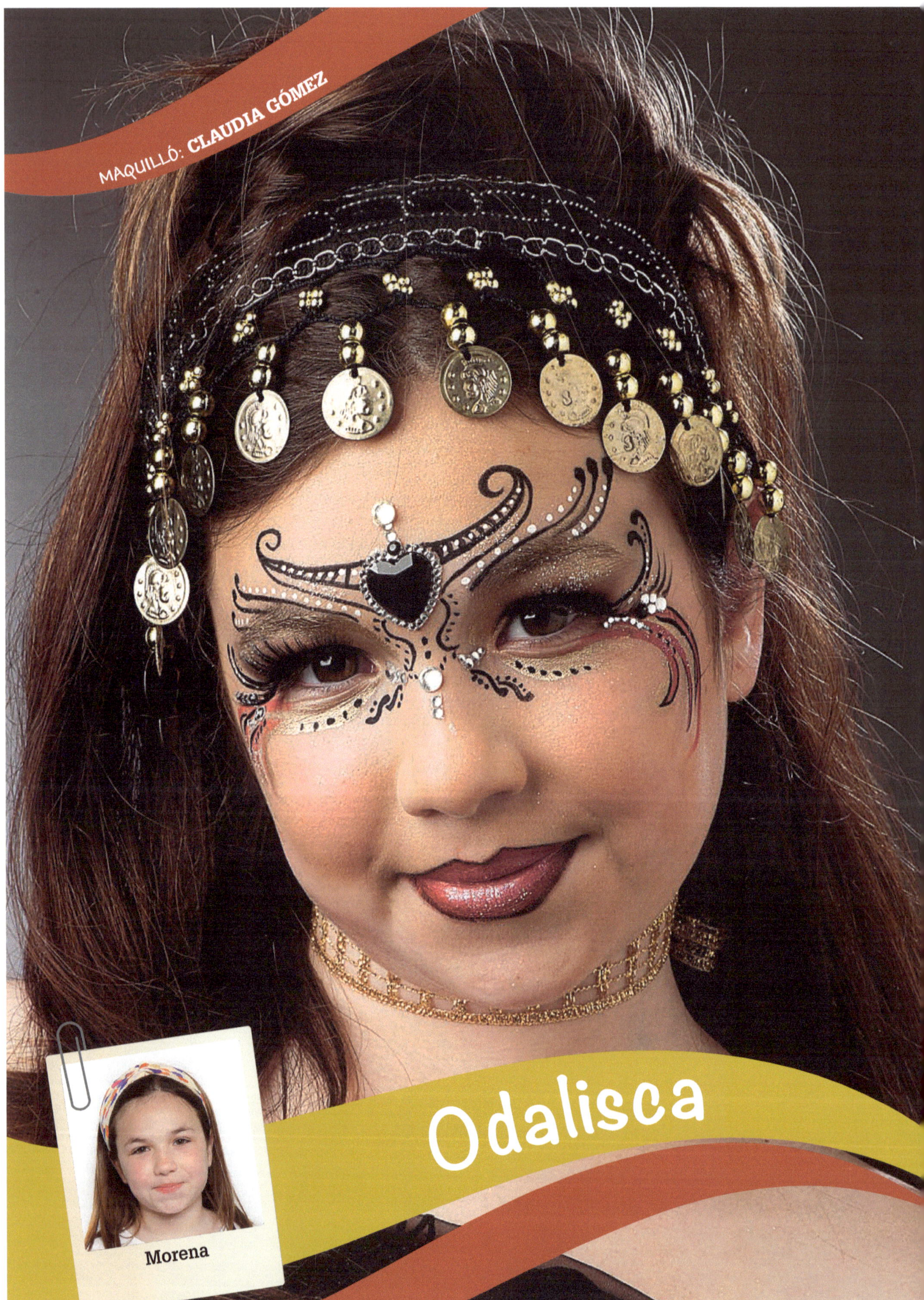

MAQUILLÓ: CLAUDIA GÓMEZ
Odalisca
Morena

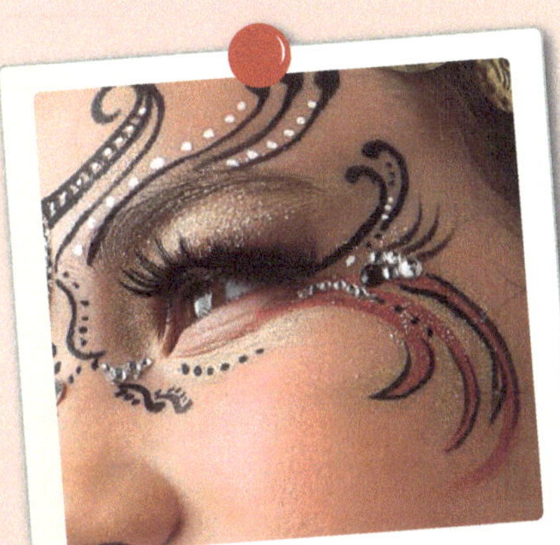

PARA AGILIZAR EL TRAZADO DE
LOS PUNTOS BLANCOS UTILIZAR
EL CABO DEL PINCEL.

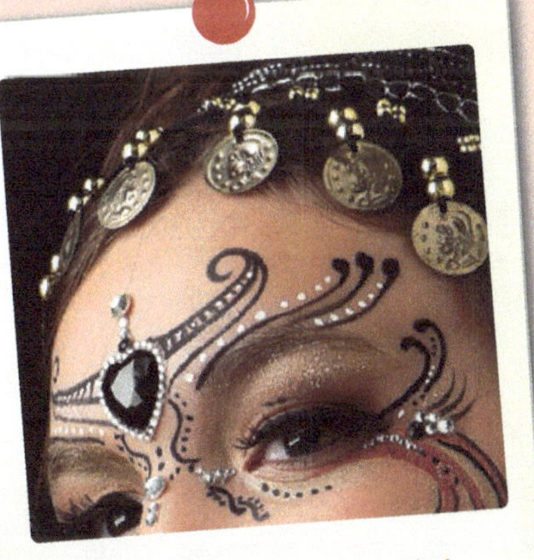

PARA DARLE MARCO A TAN
ATRACTIVO DISEÑO, SE SUGIERE
INCORPORAR UNA VINCHA
CON MONEDAS O LLEVAR EL
TRADICIONAL VELO PRENDIDO
ÚNICAMENTE DEL CABELLO.

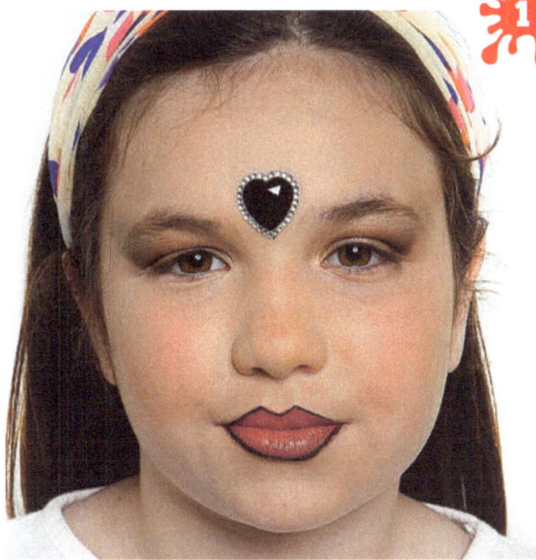

1 Aplicar maquillaje líquido oro en los párpados con pincel lengua de gato Nº 2. Aplicar strasses con pegamento mastic en la frente. Luego, con pincel liner Nº 2 y maquillaje líquido negro, delinear los labios. Rellenarlos con pincel lengua de gato Nº 2 y el acuarelable rojo.

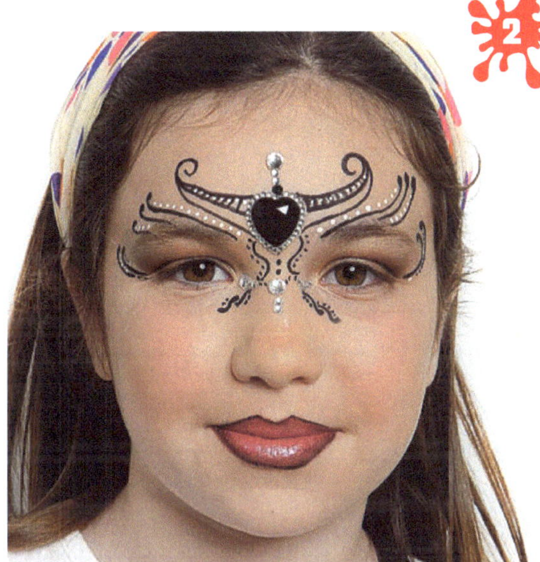

2 Con pincel liner Nº 2 y maquillaje líquido negro, hacer el diseño con trazos en líneas y puntos. Completarlo con más strass. Realizar puntos y líneas en todo el trabajo con maquillaje líquido blanco y el liner Nº 1.

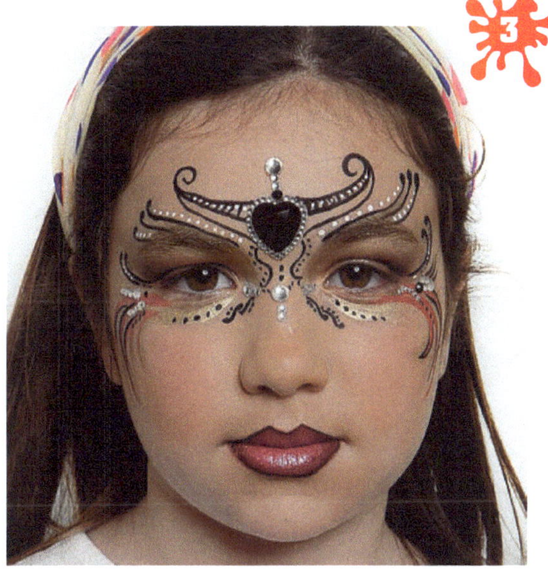

3 Luego, con el liner Nº 2 y el acuarelable rojo, hacer trazos suaves. Antes de que se seque, colocar gibré en párpados y labios. Si fuera necesario, agregar pestañas.

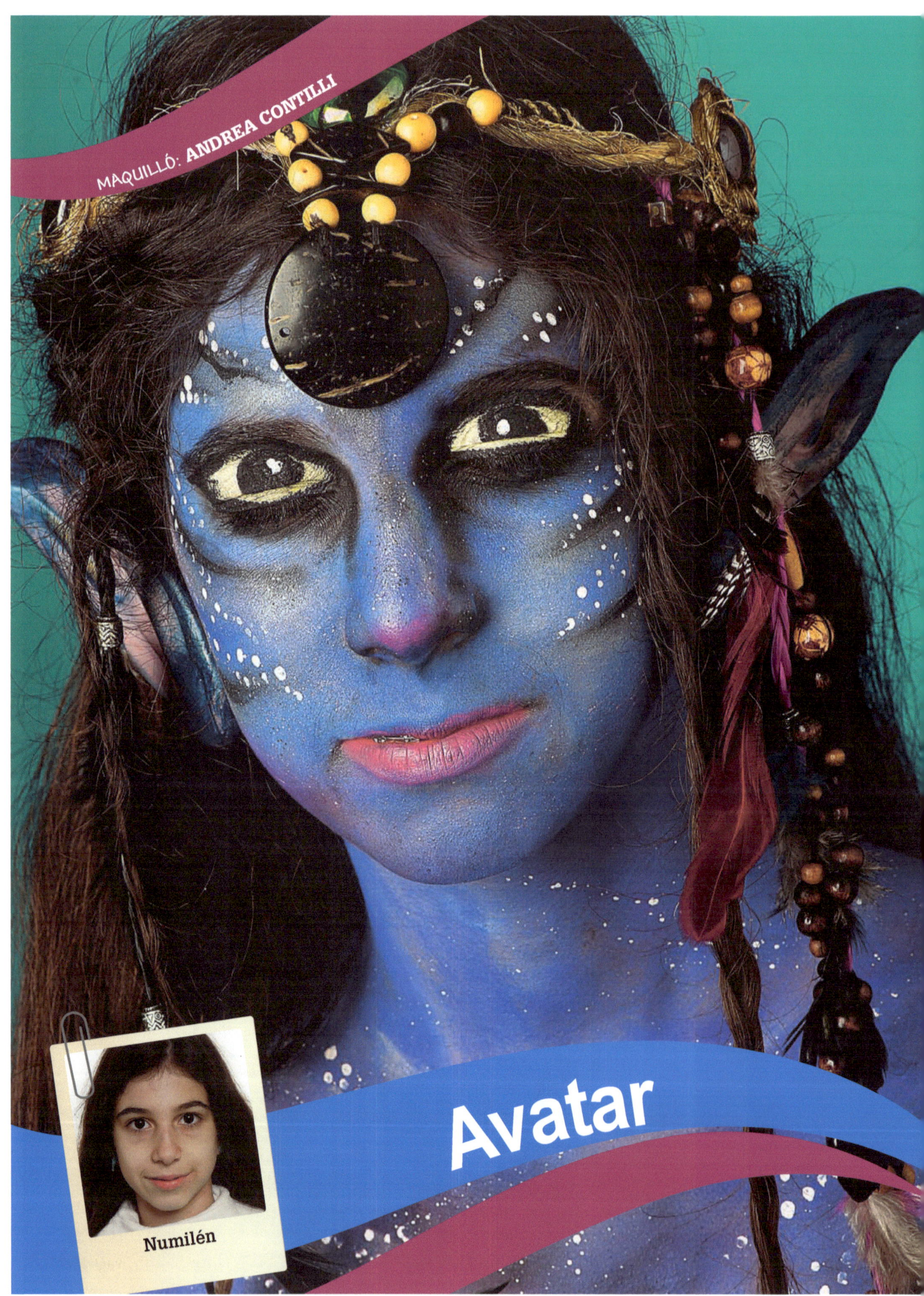

MAQUILLÓ: ANDREA CONTILLI
Numilén
Avatar

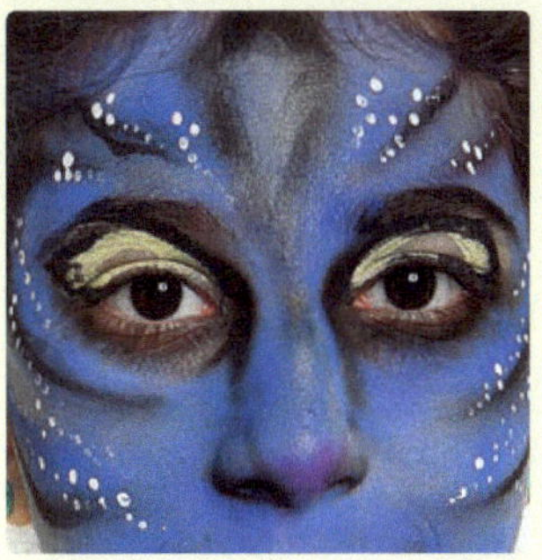

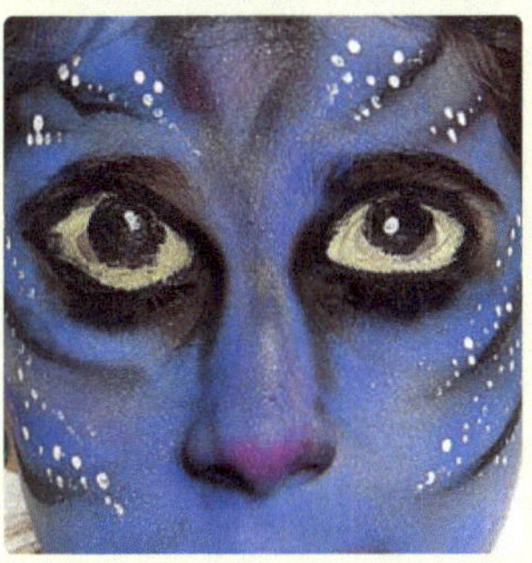

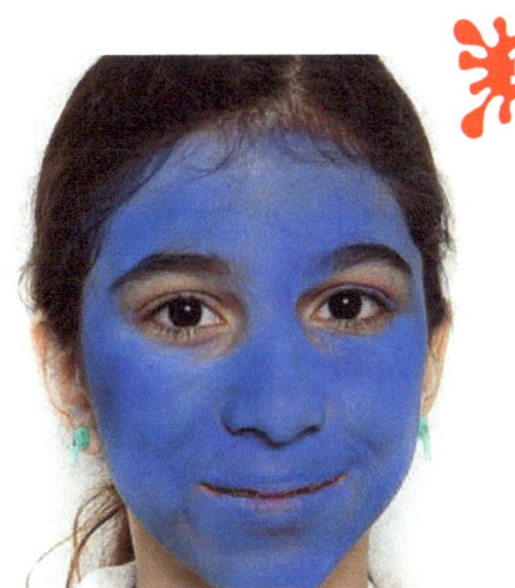

Realizar la base del maquillaje con acuarelable azul y esponja húmeda, evitando el párpado móvil. Aplicar en los labios acurelable rosa con pincel redondo.

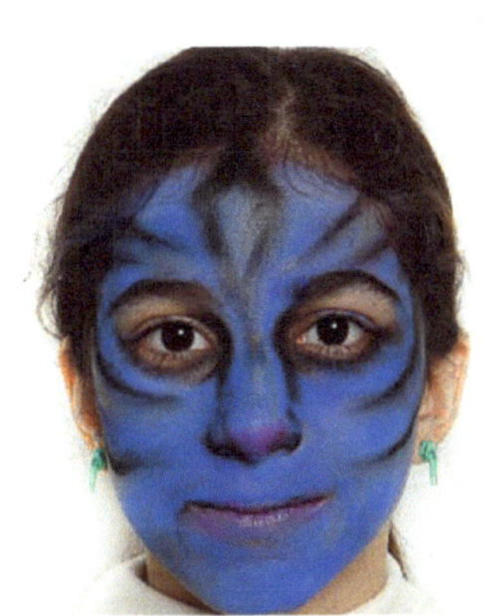

Con maquillaje líquido negro realizar las líneas en los laterales del rostro, marcando profundidades y dando toques de iluminación con líquido blanco.

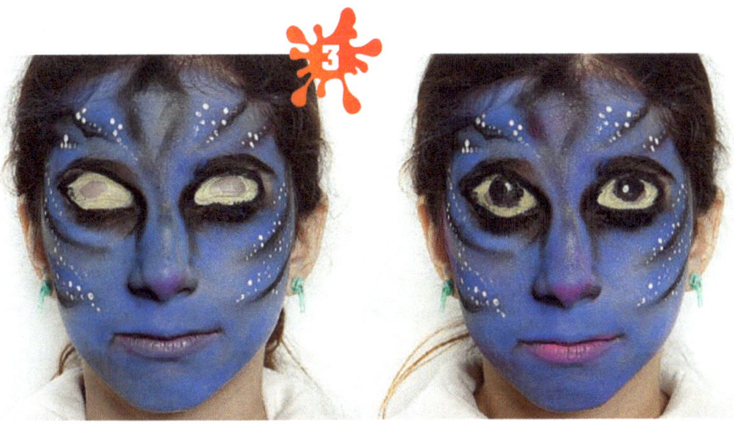

Maquillar con acuarelable amarillo el párpado móvil, simulando los ojos abiertos. Terminar los ojos dibujando la pupila. Hacer puntitos con maquillaje líquido blanco para dar más luz al trabajo y, por último, con el pincel abanico y maquillaje blanco salpicar el trabajo para el mismo fin.

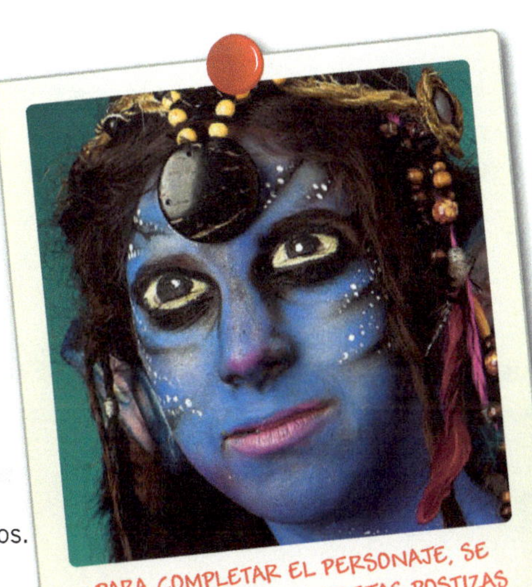

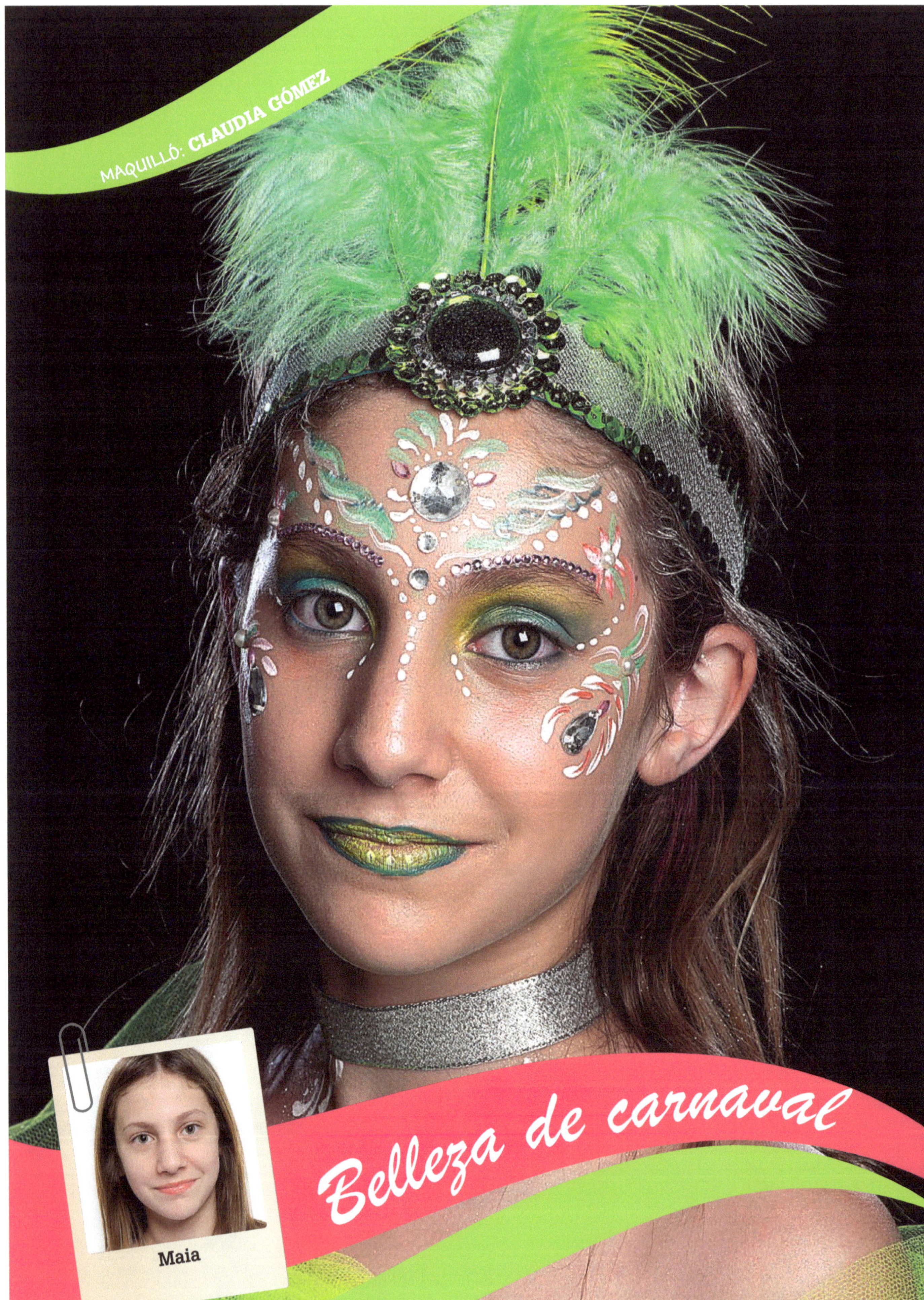
MAQUILLÓ: CLAUDIA GÓMEZ
Maia
Belleza de carnaval

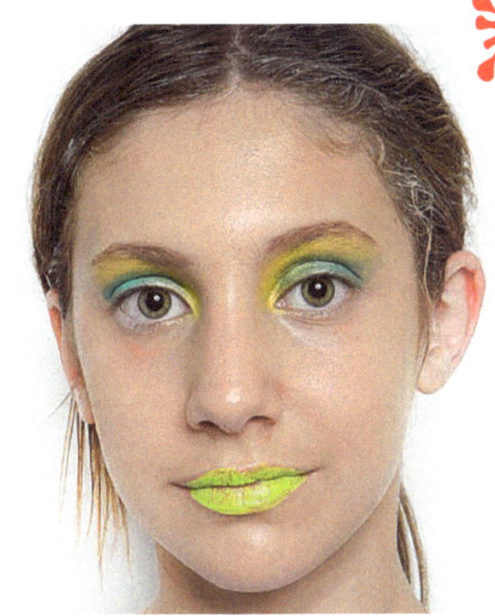

1

Con pincel redondo N° 2 y maquillaje acuarelable verde, aplicar el diseño en la zona de ojos y labios. Rellenar el área de los ojos con pincel lengua de gato N° 2, utilizando maquillaje acuarelable verde y dando luz con toques de amarillo.

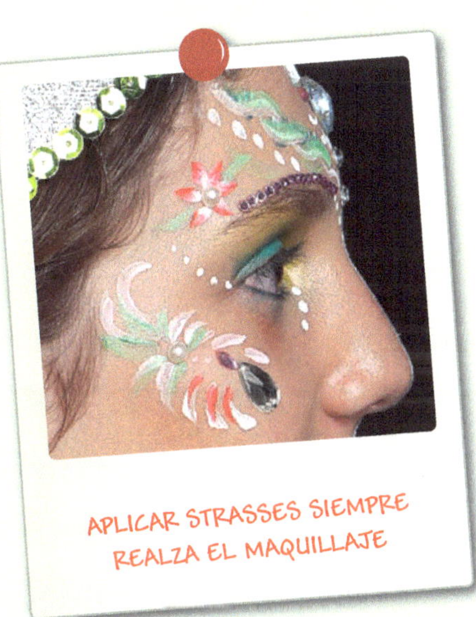

APLICAR STRASSES SIEMPRE REALZA EL MAQUILLAJE

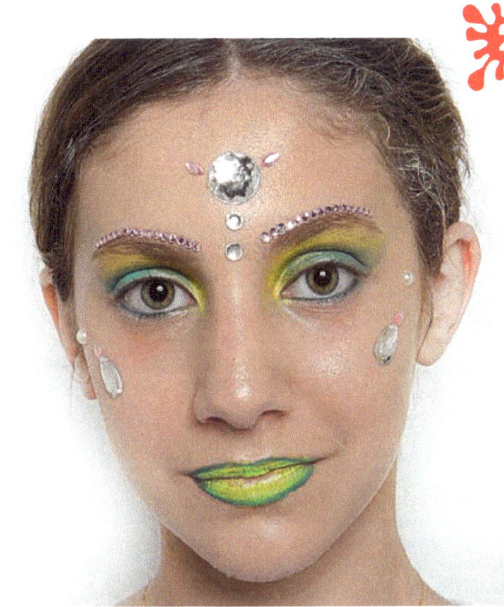

2

Delinear los labios con pincel liner N° 1, utilizando maquillaje acuarelable verde. Aplicar con mastic los strasses en la frente y mejillas, armando el diseño a gusto. Completar el sector blanco del diseño, con acuarelable blanco y liner N° 2.

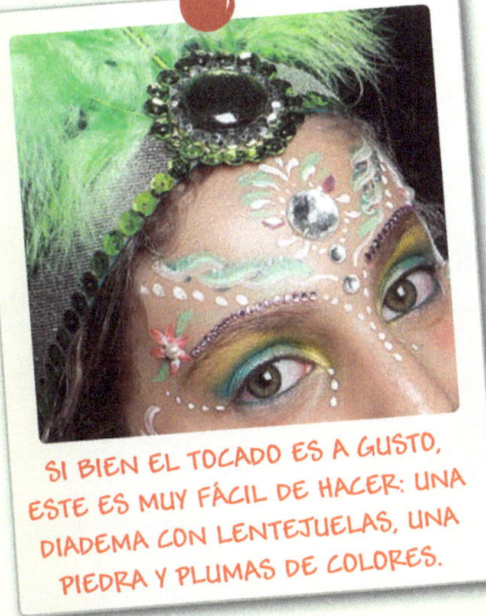

SI BIEN EL TOCADO ES A GUSTO, ESTE ES MUY FÁCIL DE HACER: UNA DIADEMA CON LENTEJUELAS, UNA PIEDRA Y PLUMAS DE COLORES.

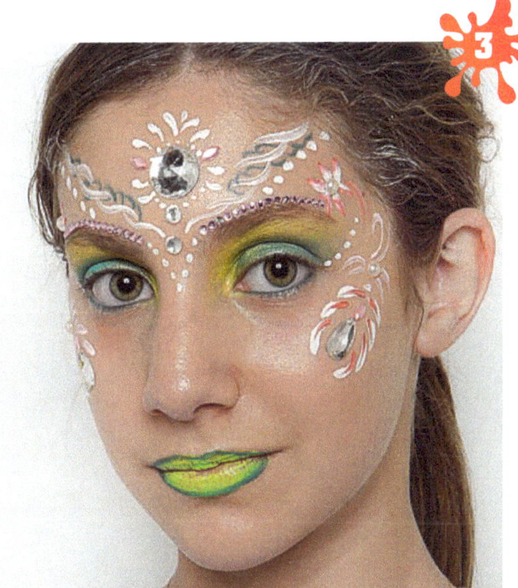

3

Con pincel liner N° 2 y maquillaje acuarelable verde y y roja hacer líneas, puntos y formas de gota completando el diseño. Agregar gibré en la zona de ojos y labios.

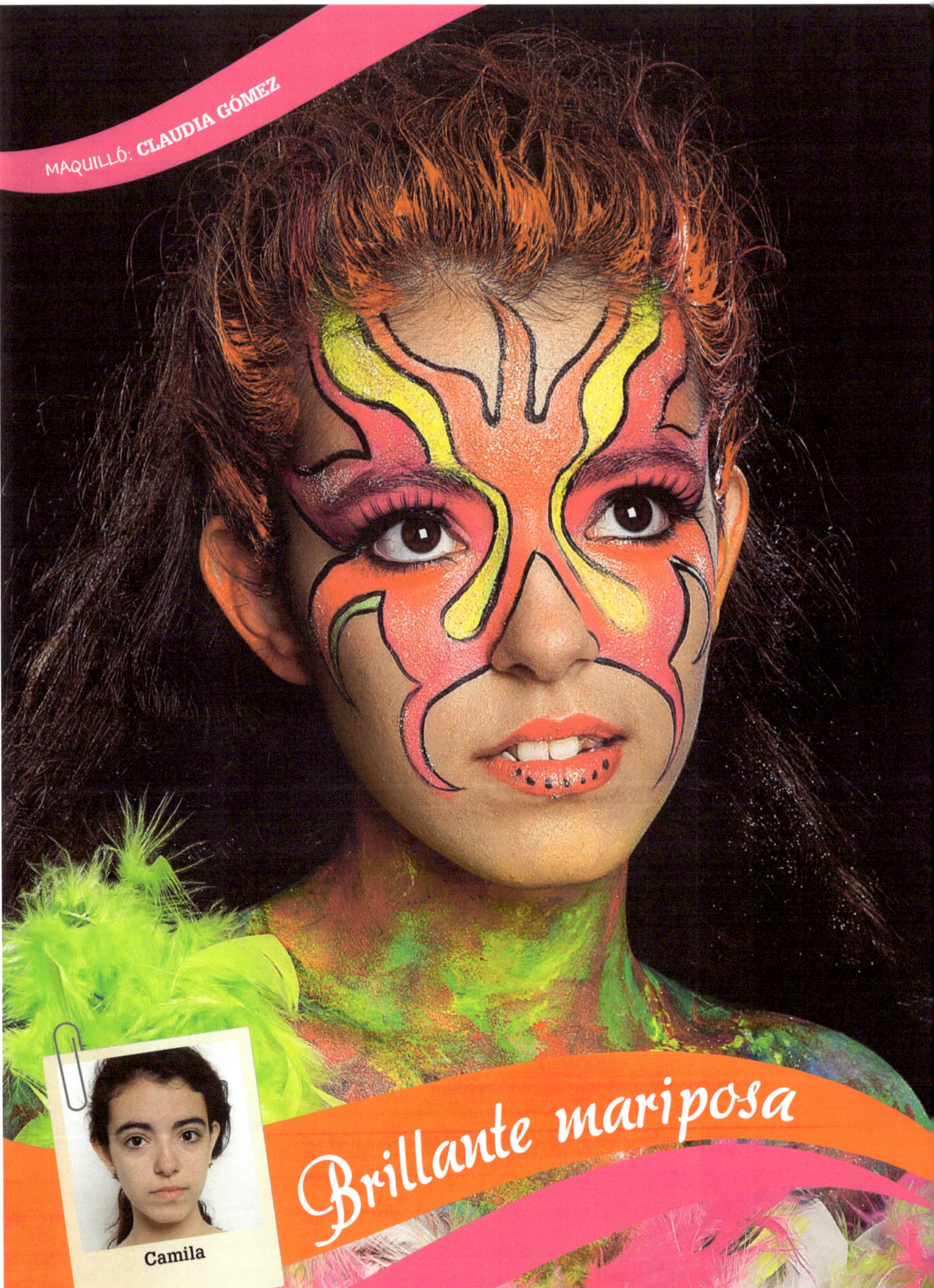

MAQUILLÓ: CLAUDIA GÓMEZ
Brillante mariposa
Camila

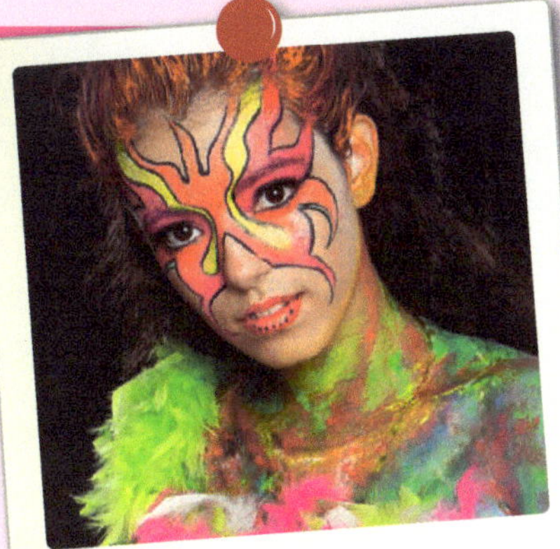

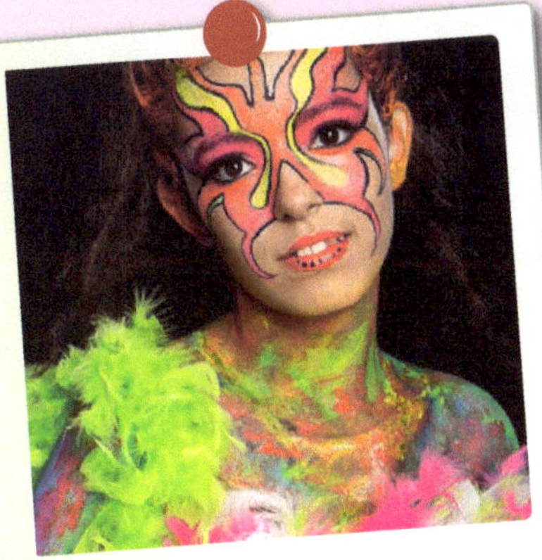

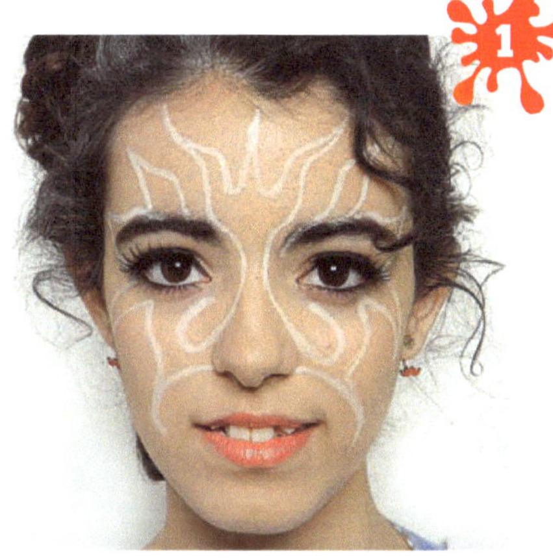

Dibujar, con maquillaje acuarelable blanco, toda la mariposa en el rostro, cuidando la simetría y delineando también la división interna de colores, para logar un conjunto más armónico.

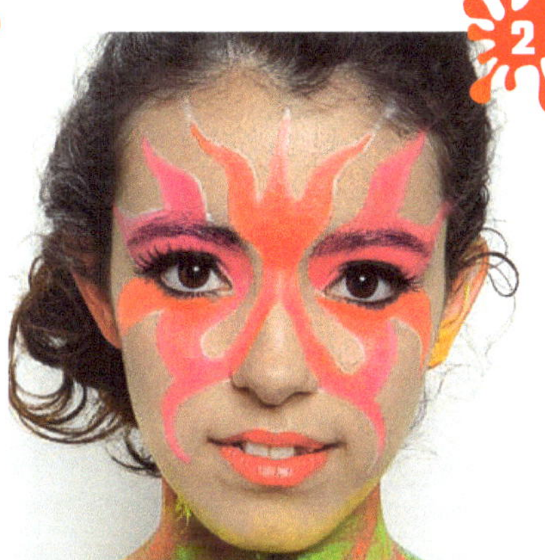

Rellenar el dibujo con los colores flúo, comenzando con el más oscuro, en este caso el rosa, y seguir con el naranja y amarillo. Utilizar pincel liner N° 2, para pintar labios con maquillaje acuarelable flúo naranja y el redondo N° 4 para rellenar e integrar los colores.

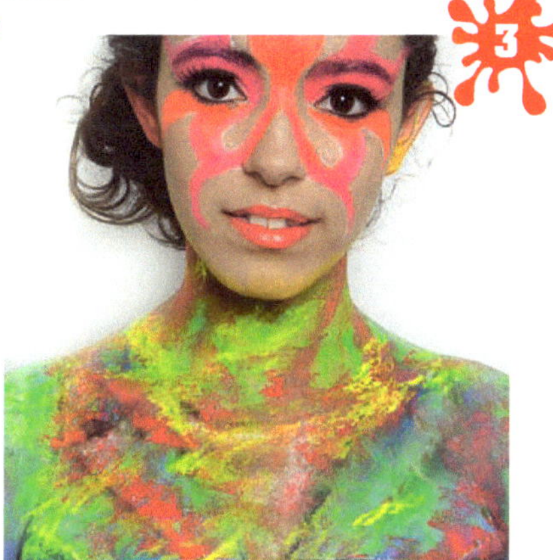

Luego, maquillar el torso con esponja sintética y maquillaje acuarelable flúo verde, rosa y amarillo, integrando con pequeños golpecitos de esponja y jugando con los colores.

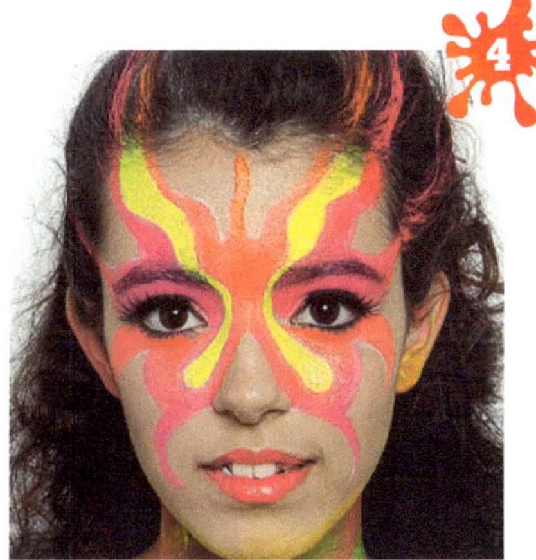

Completar el trabajo emparejando los colores y extendiendo la pintura hacia el cabello.

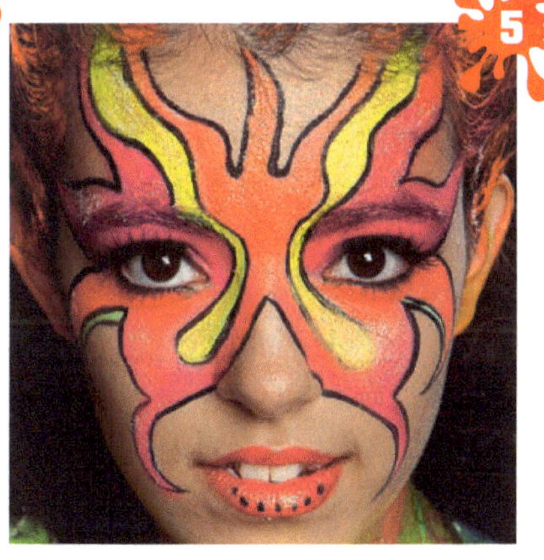

Finalmente, con pincel liner N° 1, realizar el contorno de toda la figura con maquillaje líquido negro.

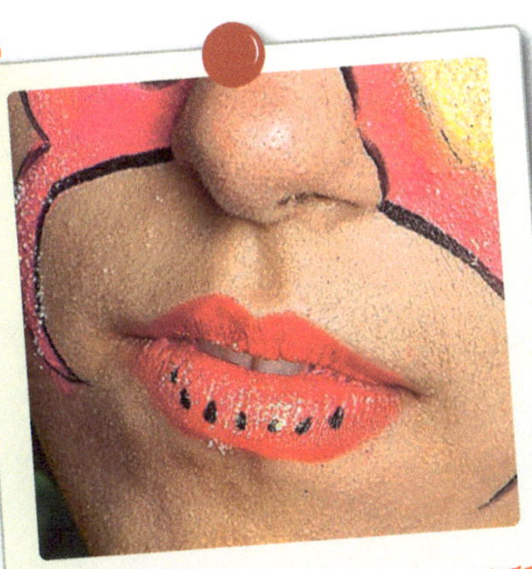

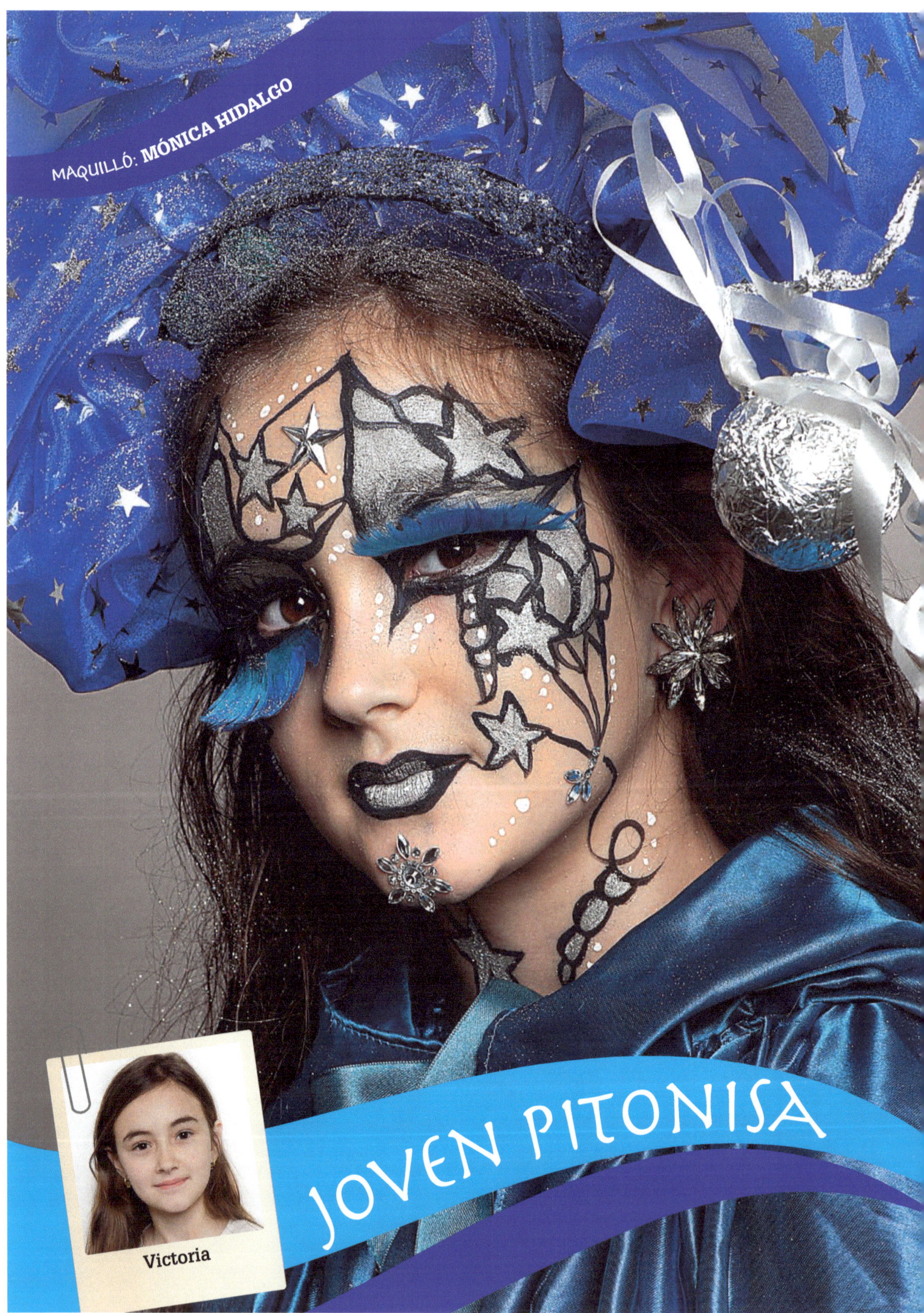

MAQUILLÓ: MÓNICA HIDALGO
JOVEN PITONISA
Victoria

MATERIALES

PINTURA
ACUARELABLE PIEL
MAQUILLAJE CREMA AL AGUA PLATA
MAQUILLAJE LÍQUIDO NEGRO

PINCEL
LINER N° 1
REDONDO N° 5

ESPONJA DE GOMAESPUMA
STRASSES
ACCESORIOS

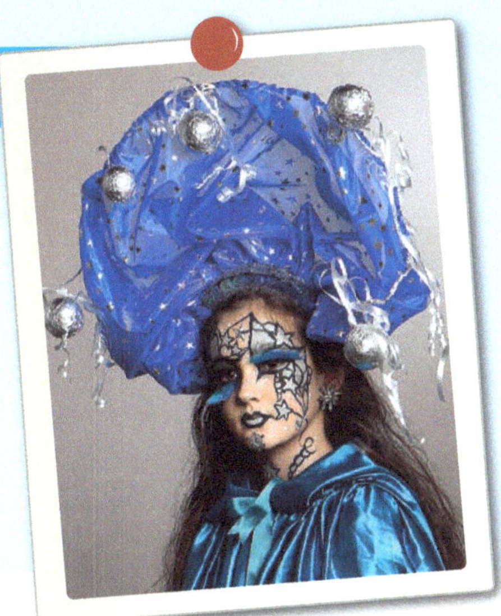

CÓMO HACER EL TOCADO

MATERIALES
50 CM DE TELA AZUL ESTAMPADA
CON ESTRELLITAS PLATEADAS
ALAMBRE
VINCHA ANCHA DE PLÁSTICO
ESFERAS DE TELGOPOR
CINTA TIPO RIBONETTE
PUNZÓN, TIJERA Y COLA VINÍLICA
HILO AL TONO Y AGUJA
PAPEL ALUMINIO

Doblar por la mitad la tela y fruncirla dando unas puntadas con hilo al tono.
Con el punzón caliente perforar los extremos de la vincha. Enganchar el alambre en los agujeritos y hacer una suerte de sobre-vincha 20 cm más alta que la de plástico.
Pegar la tela fruncida en la vincha y, el resto, engancharlo en el alambre.
Envolver las esferas de telgopor con papel aluminio y pasarles un alambre que permita colocarlas en distintos sectores del tocado.
Completar con lazos de cinta estirados con la tijera —como en los moños para regalo—.

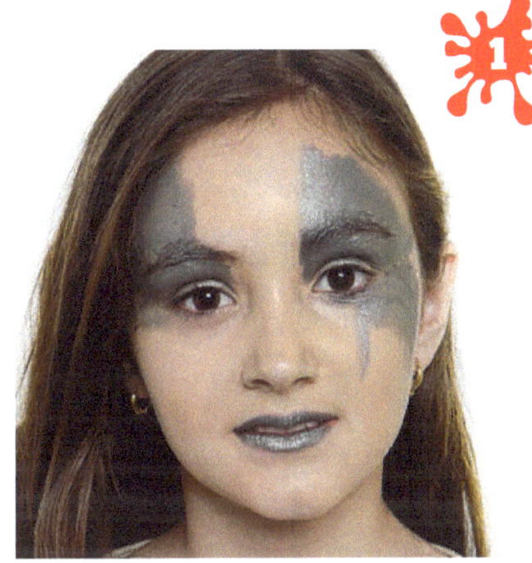

Aplicar base acuarelable piel a todo el rostro, utilizando una esponja humedecida. En la zona de ojos, frente y sienes, con la misma esponja aplicar maquillaje en crema plata.

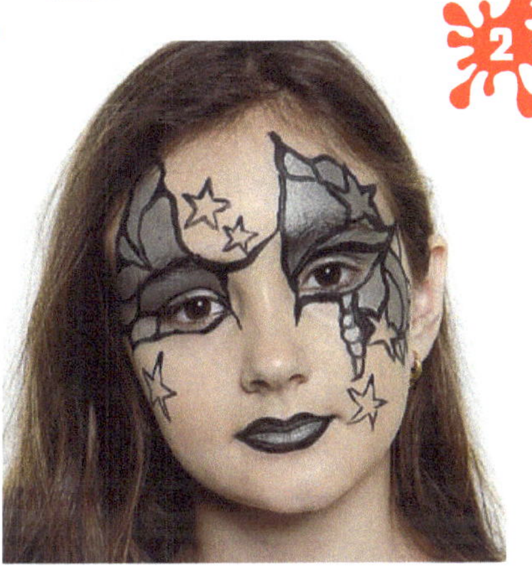

Con el pincel liner y maquillaje líquido negro, delinear los ojos y dibujar estrellas de diferentes tamaños. Delinear con negro los labios y hacer líneas que contorneen la mancha color plata del paso 1.

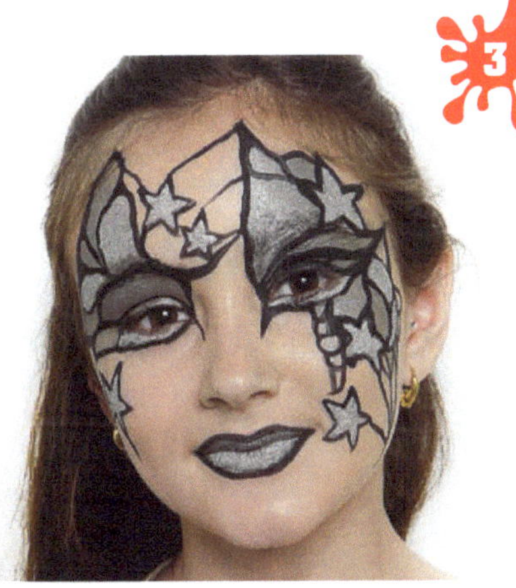

Aplicar sobre las estrellas y, si se quiere, también sobre los labios, gibré al tono.

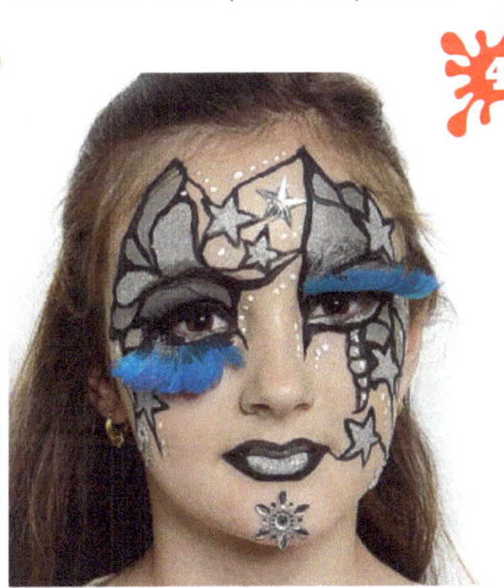

El diseño se completa con pestañas postizas azules, colocadas de manera asimétrica... es decir en un ojo en el párpado de arriba y en el otro, en el de abajo. Finalmente, colocar stickers.

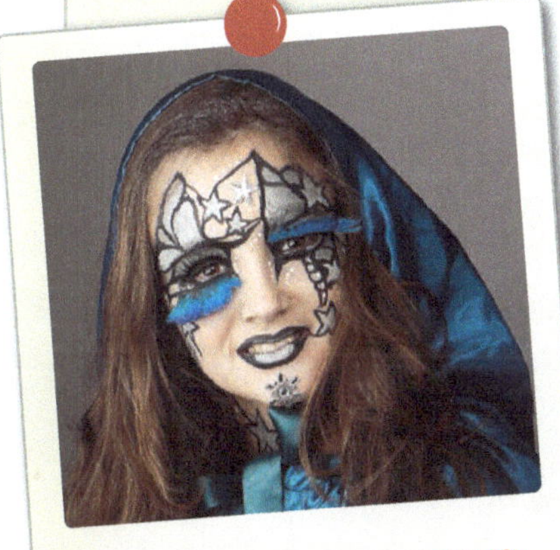

MAQUILLÓ: MÓNICA HIDALGO
MAQUILLAJE BODY PAINTING
ARTE EFÍMERO: ASÍ SE CLASIFICA ESTE TRABAJO, QUE DURA POCO SOBRE EL CUERPO Y QUEDA REGISTRADO SOLO EN FOTOGRAFÍAS.
LOS BOTONES SON REALES, SE APLICAN CON MASTIC DIRECTAMENTE SOBRE LA PIEL.
¡Viva el jean!
Camila

PINTURA
ACUARELABLES: AZUL, CELESTE, BLANCO, NEGRO Y NARANJA
CREMOSO AL AGUA: COLOR PLATA

PINCELES
REDONDO N° 4
LINER N° I
CHATO N° 4
PINCELETA (PINCEL ANCHO CHATO QUE NOS PERMITE CUBRIR GRAN SUPERFICIE)

ROPA INTERIOR: CULOTTE Y BANDÓ
MASTIC
CEPILLO DE DIENTES
2 BOTONES
LÁPIZ DELINEADOR DE CEJAS NEGRO
DETALLES DE APLICACIONES DE STRASS

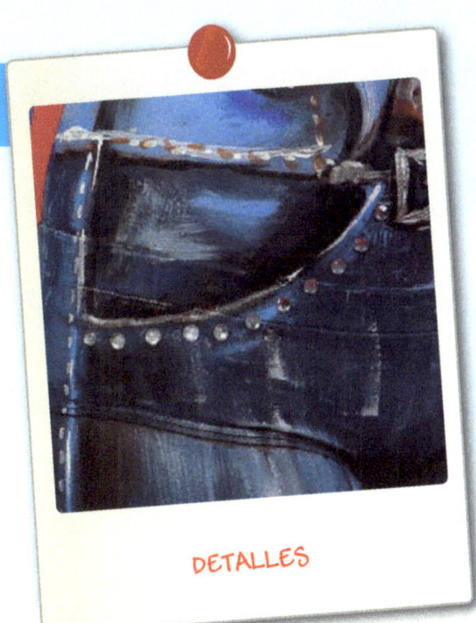

DETALLES

Pegar con mastic la ropa interior, para que no se mueva, aplicando pegamento sobre la piel y presionando levemente la prenda. La modelo tiene puesto bandó y culotte de algodón que no ajustan.

Con lápiz delineador negro dibujar el diseño de la ropa, en el frente y en la espalda. En este caso: jean oscuro gastado, remera rayada y saco de jean celeste.

Aplicar el maquillaje acuarelable con la pinceleta.

Para el color del pantalón, mezclar azul con negro, hasta llegar al azul marino. El saco es celeste y la remera naranja y blanco a rayas. En las zonas grandes, se usa la pinceleta y, para los detalles, los pinceles redondos. Es muy importante maquillar sin sobrepasar la línea del diseño, para que no se pierda.

Para lograr el efecto gastado del pantalón, una vez seco el maquillaje acuarelable, embeber un cepillo de dientes en acuarelable blanco y pasar por las zonas a desgastar. En el saco y la remera, se aplica la técnica claroscuro, para dar volumen y luz. Las solapas y los bolsillos, se iluminan y sombrean con blanco y negro. Los pespuntes se marcan con liner y el color que corresponda.

Diseño en la espalda: la parte posterior, debería hacerse de forma paralela al frente, para que el diseño quede parejo.

Se sugiere, a medida que avanzamos, hacer girar a la modelo. De esta forma, tanto el color de fondo como los detalles, tendrán la misma intensidad en todo el diseño, dándole así más realismo.

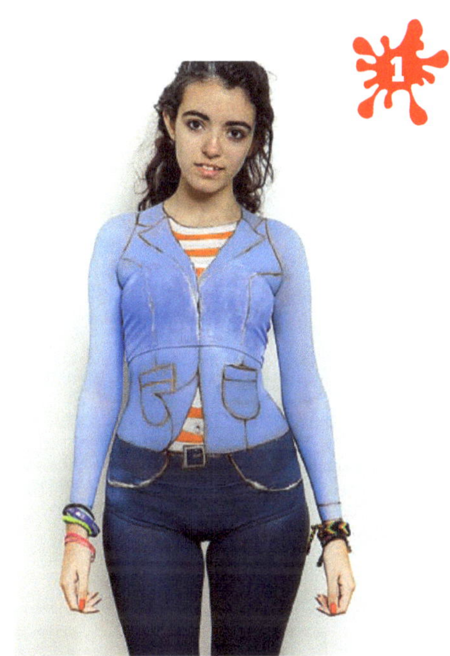

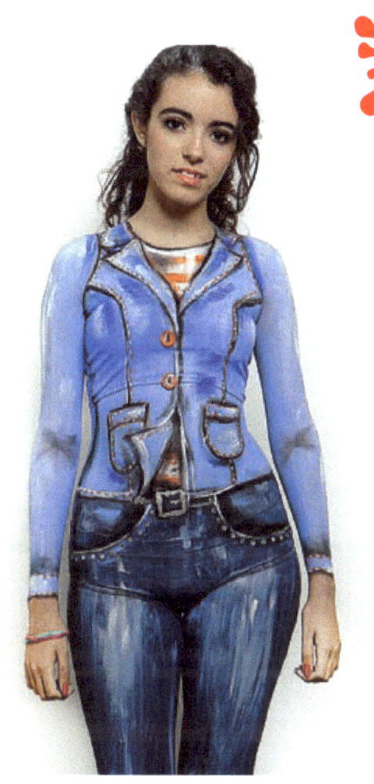

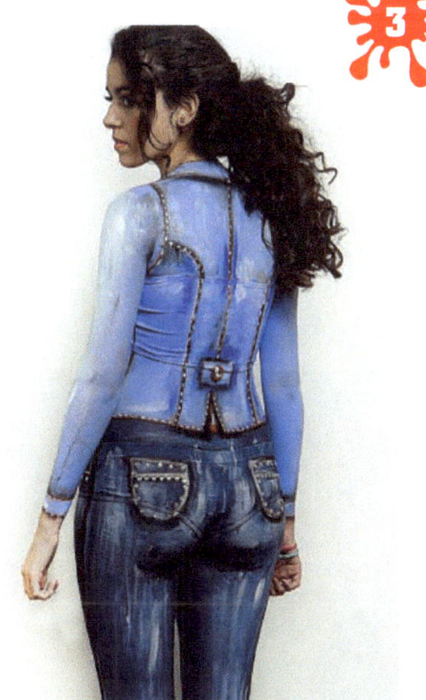

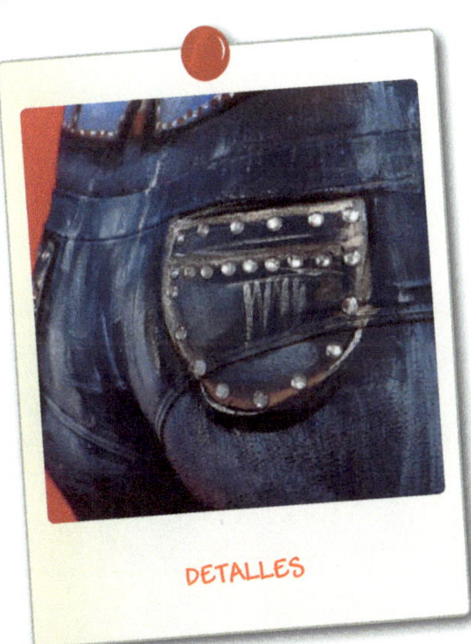

DETALLES

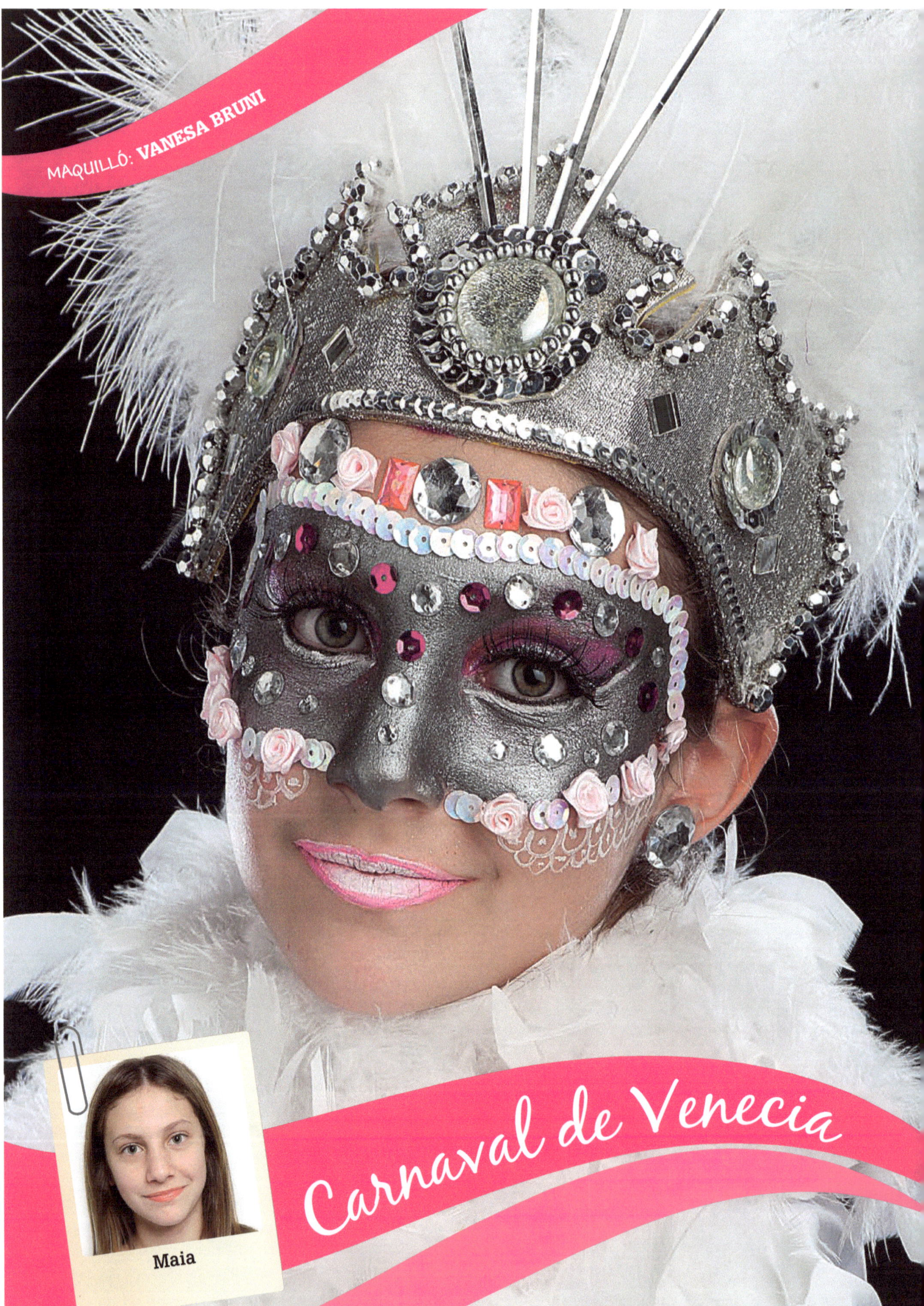

MAQUILLÓ: VANESA BRUNI
Carnaval de Venecia
Maia

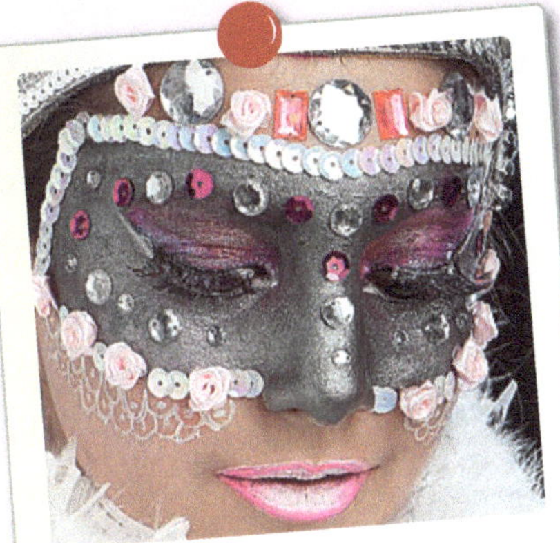

ACCESORIOS

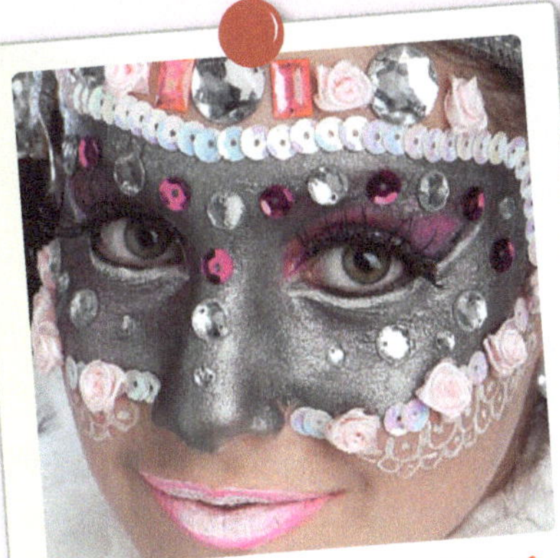

SE PUEDEN AGREGAR ALGUNAS LENTEJUELAS SALPICADAS Y STRASSES CHICOS PARA QUE QUEDE BIEN BRILLANTE Y DIVERTIDO.

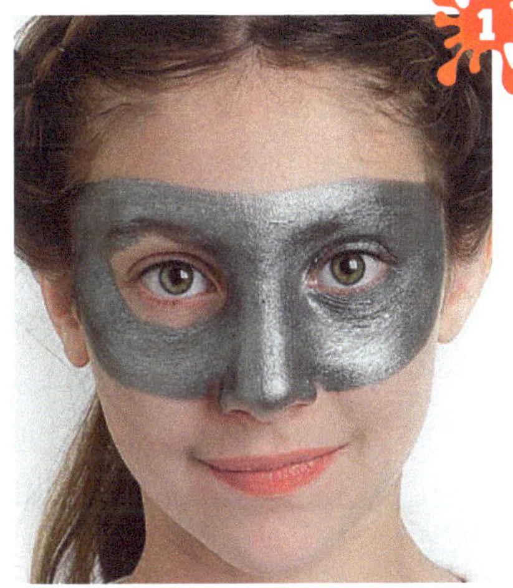

1

Simulando un antifaz, aplicar con gomaespuma maquillaje cremoso plata. Se pueden superponer varias capas para que quede bien intenso.

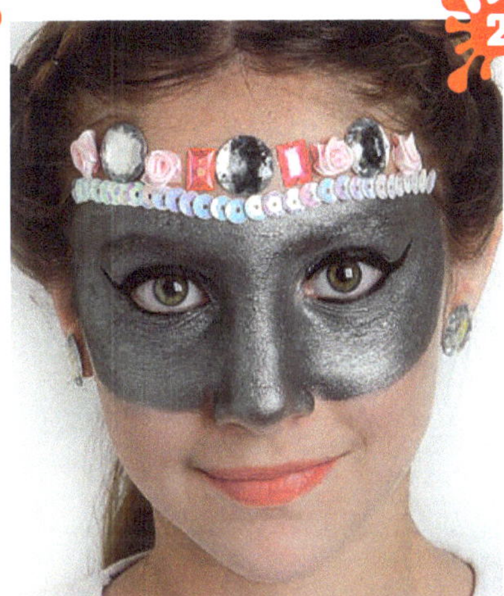

2

Con acuarelable negro delinear el párpado superior, estirando la línea hacia afuera. Luego, delinear el párpado inferior, con un trazo de negro y uno de blanco, para resaltar los ojos

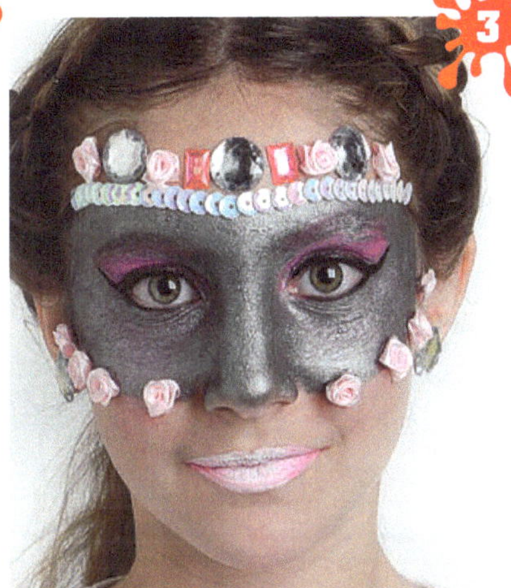

3

Con el acuarelable fucsia, maquillar el párpado superior: esto destaca la zona y aporta brillo. Luego, aplicar con mastic el diseño del antifaz: mini rosas, strasses, lentejuelas y, para completar, piedras de colores colocadas de manera simétrica.

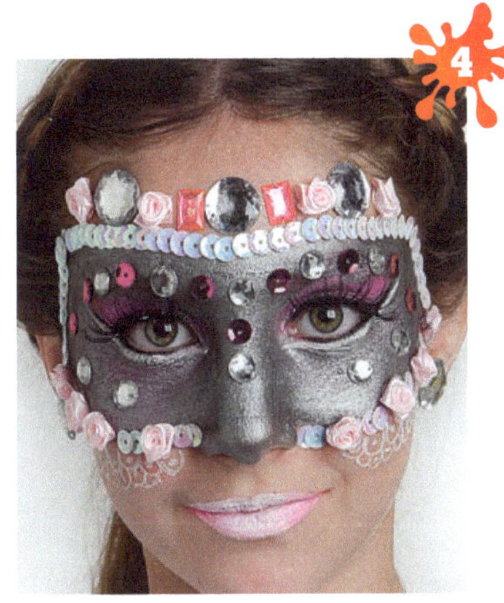

4

El diseño puede completarse con importantes pestañas postizas, aros, tocado y más brillo y piedras adentro del antifaz ¡a gusto! Para la parte inferior, lentejuelas y mini rosas, son accesorios ideales para darle un marco.

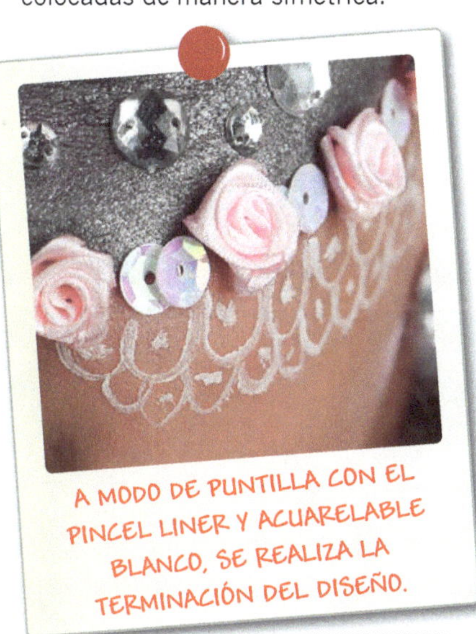

A MODO DE PUNTILLA CON EL PINCEL LINER Y ACUARELABLE BLANCO, SE REALIZA LA TERMINACIÓN DEL DISEÑO.

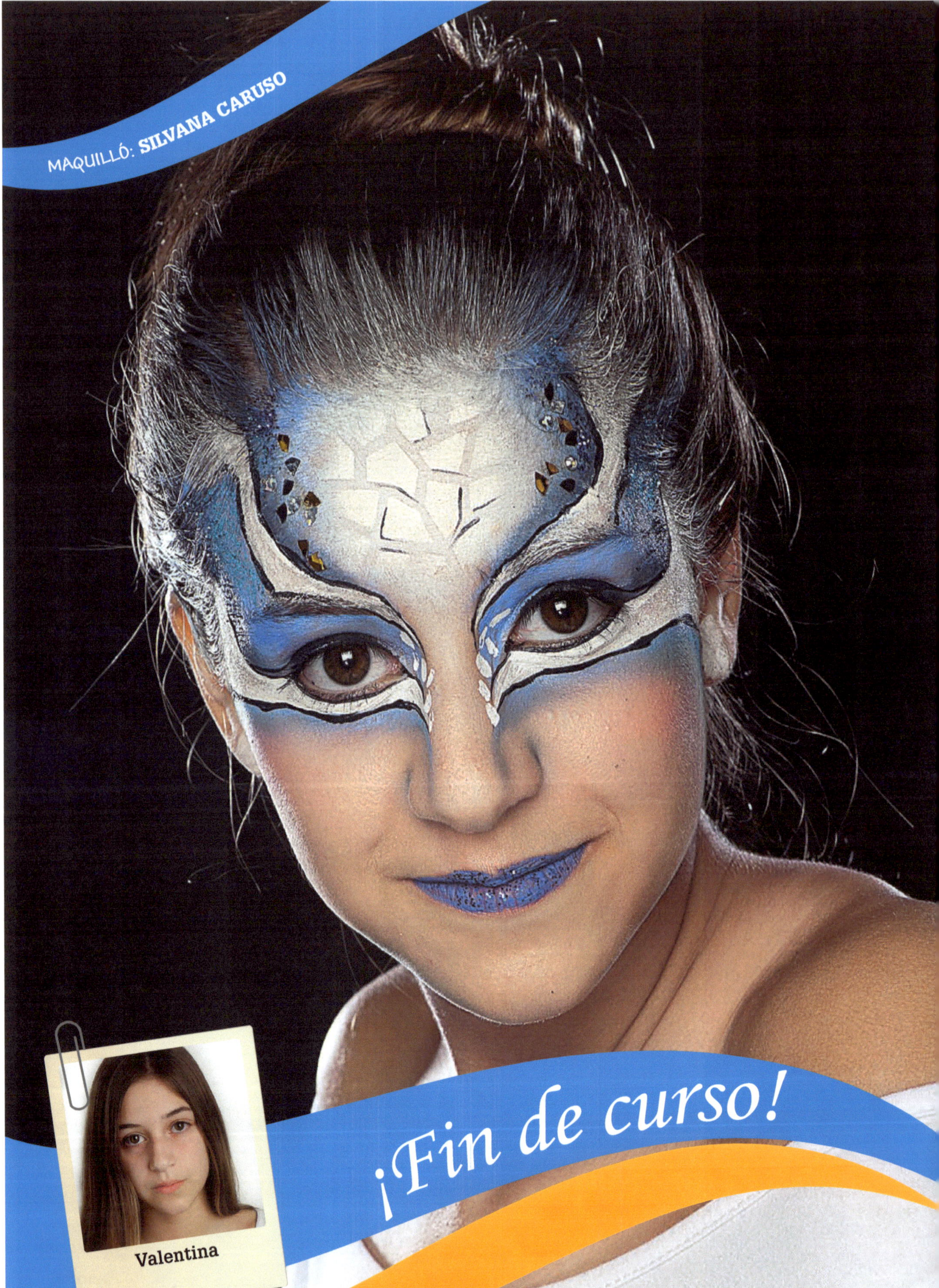

MAQUILLÓ: SILVANA CARUSO
Valentina
¡Fin de curso!

MATERIALES

PINTURA
ACUARELAS LÍQUIDAS BLANCA Y NEGRA
ACUARELABLES BLANCO, AZUL Y CELESTE

PINCELES
LINER Nº 1
LENGUA DE GATO Nº 6
CHATO Nº 5

GIBRÉ CRISTAL Y TURQUESA
LENTEJUELAS
STRASSES
PEGAMENTO

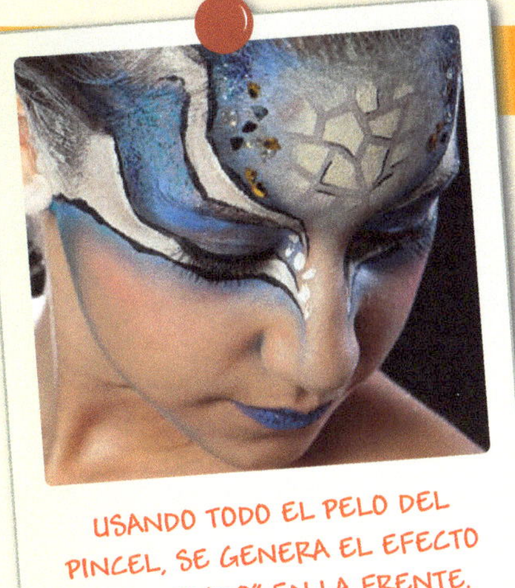

USANDO TODO EL PELO DEL PINCEL, SE GENERA EL EFECTO "MARMOLADO" EN LA FRENTE.

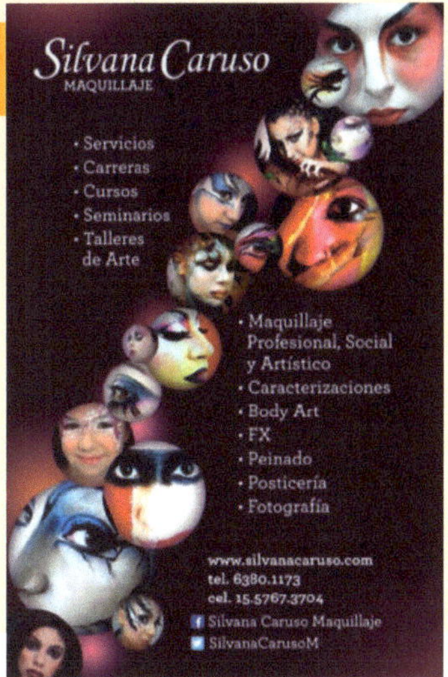

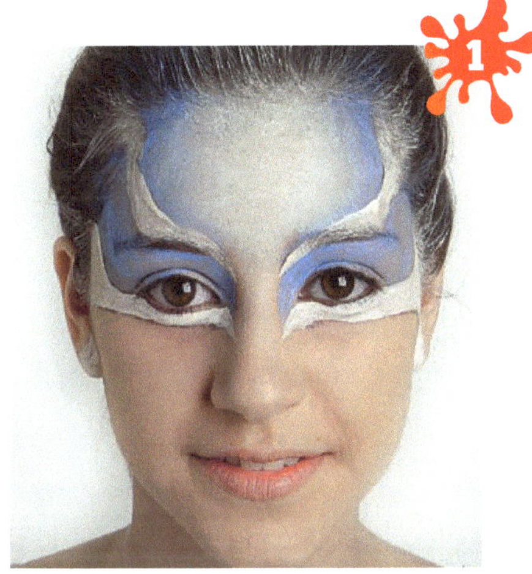
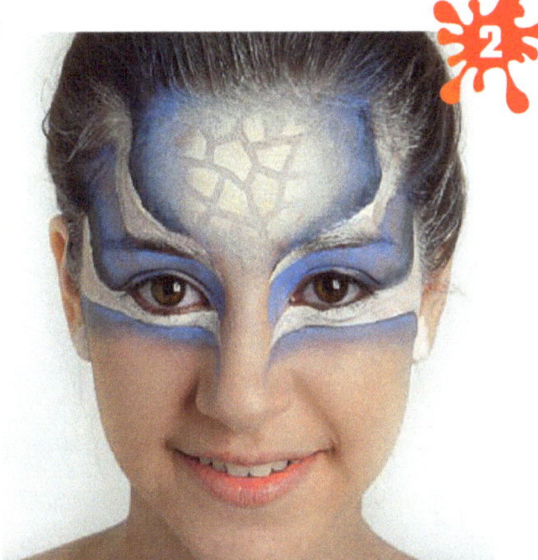
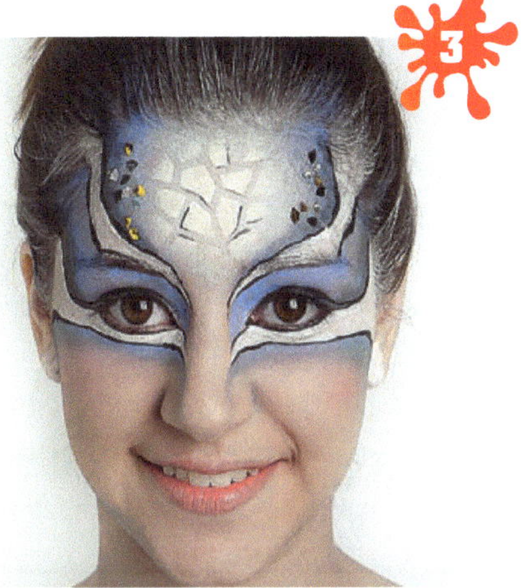

Con pincel lengua de gato y acuarelable celeste cubrir el centro de la frente y extender hacia el cabello; maquillar también los ojos extendiendo hacia las sienes. Luego, con el acuarelable blanco, manchar el centro de la frente y esfumar con el celeste. Hacer las líneas gruesas con el pincel redondo y acuarelable blanco usando todo el pelo del pincel y generando un efecto de ondas, desde el nacimiento de las cejas hasta el cabello, enmarcando la frente. Hacer lo mismo debajo de los ojos, enmarcándolos también.

Con el pincel chato y acuarelable blanco, generar en el centro de la frente diferentes formas cambiando de posición el pincel. Luego, con azul, remarcar las líneas blancas y esfumar hacia el celeste. Con el mismo pincel y el acuarelable celeste, enmarcar las líneas blancas de abajo de los ojos y esfumar.

Con el pincel liner y acuarela negra, delinear los ojos y los contornos de todas las líneas. Agregar textura con apliques de diferentes formas y tamaños.

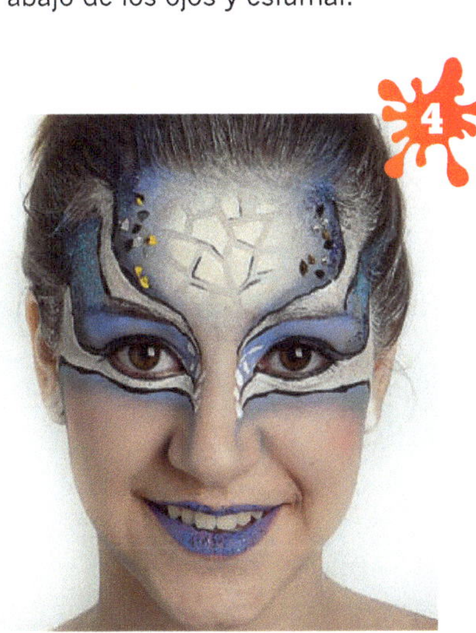
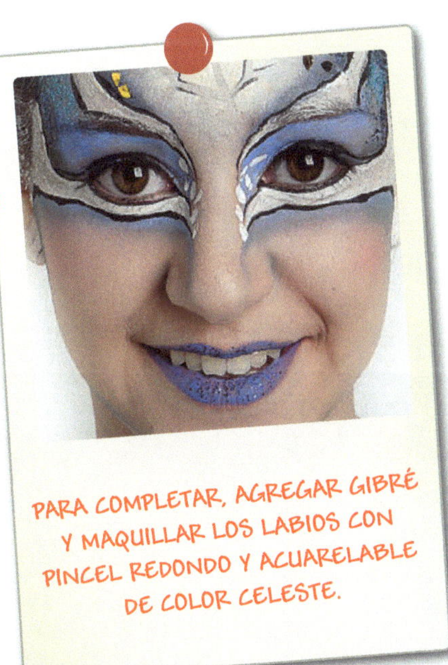

PARA COMPLETAR, AGREGAR GIBRÉ Y MAQUILLAR LOS LABIOS CON PINCEL REDONDO Y ACUARELABLE DE COLOR CELESTE.

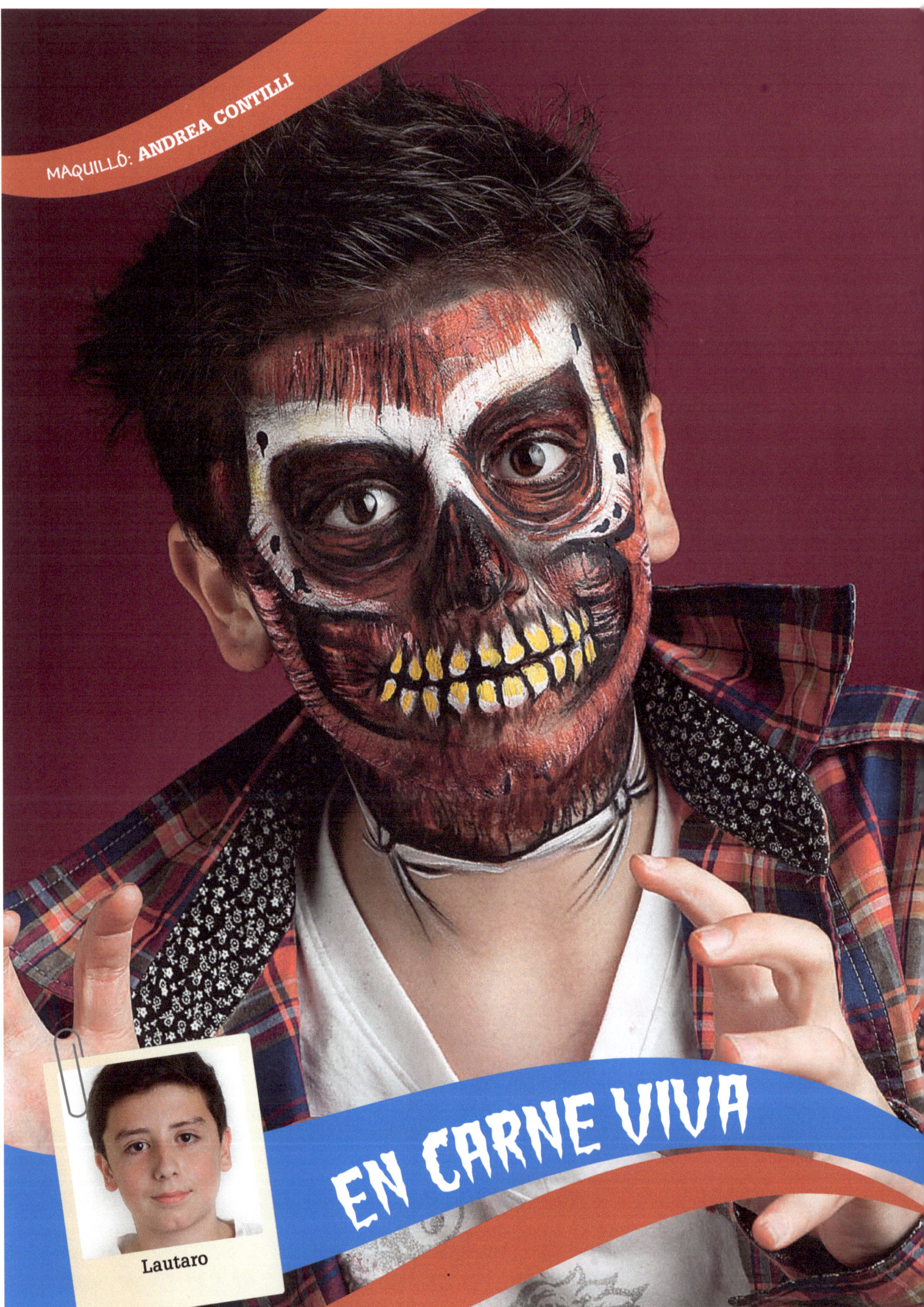

MAQUILLÓ: ANDREA CONTILLI
EN CARNE VIVA
Lautaro

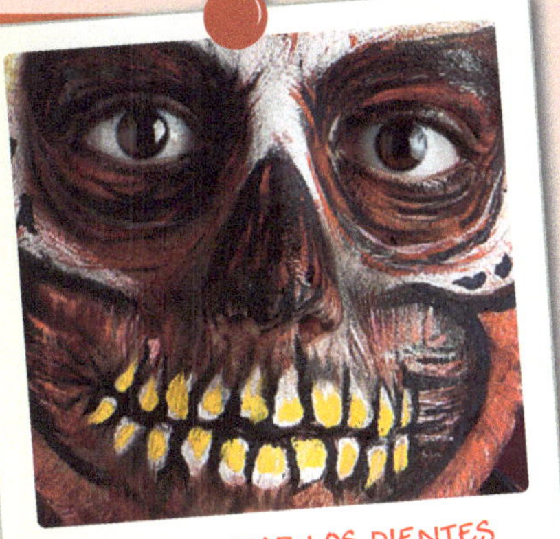

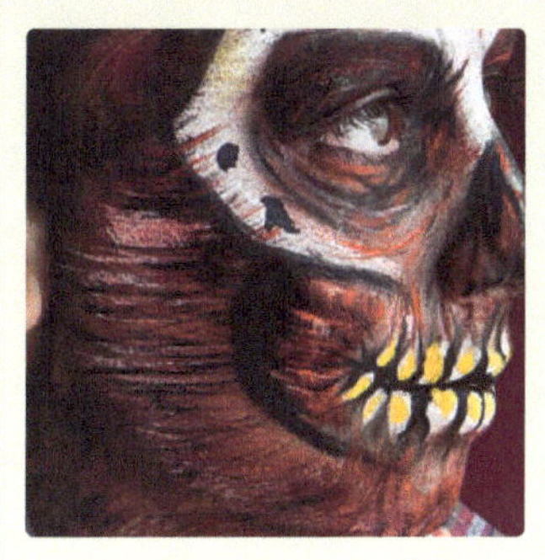

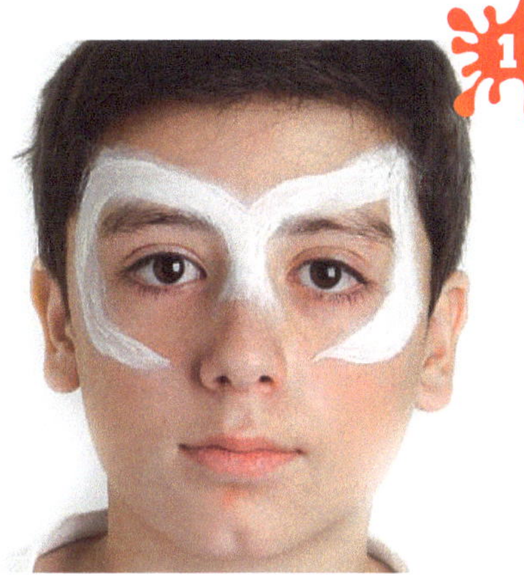

Maquillar el sector que corresponde
a los huesos, con esponja y
maquillaje blanco.

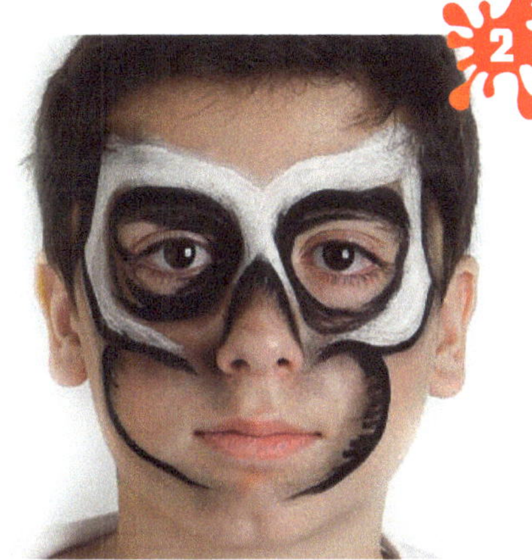

Con pincel redondo y maquillaje
acuarelable negro, realizar
profundidades en mejillas, ojos,
sienes y nariz.

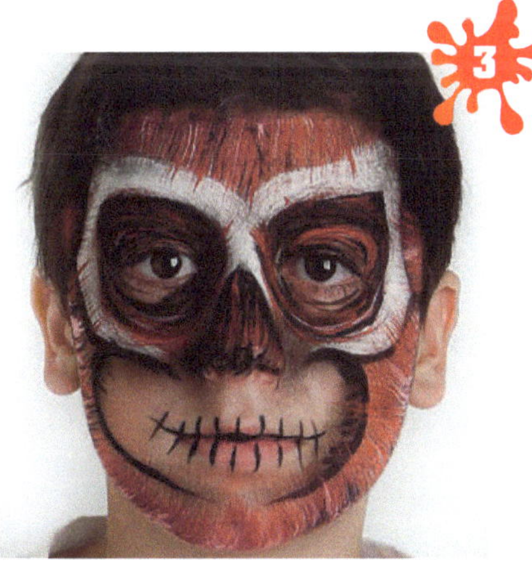

Con el pincel abanico texturado
y los maquillajes líquidos negro,
rojo y blanco dibujar los músculos,
superponiendo los colores, pero
sin mezclarlos. Con pincel liner y
acuarelable negro, generar el espacio
de los dientes.

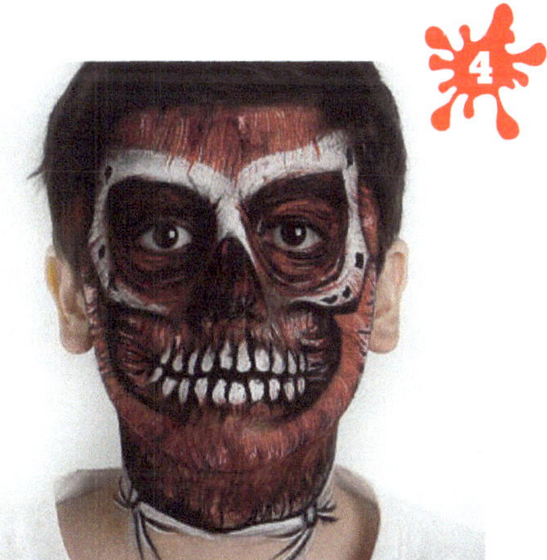

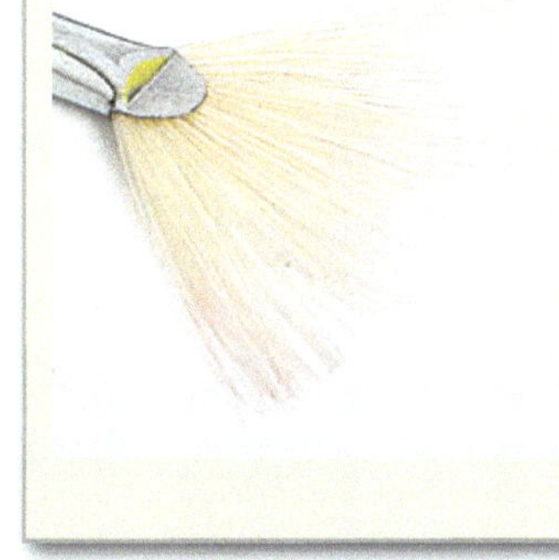

Oscurecer los contornos de la máscara con maquillaje negro y la esponja
de gomaespuma; retocar las profundidades con el pincel redondo. Dibujar
los dientes con líquido blanco y muy poquito de amarillo. Agregar sangre
artificial para aportar realismo y brillo al conjunto.

COLORIDAS MARIPOSAS

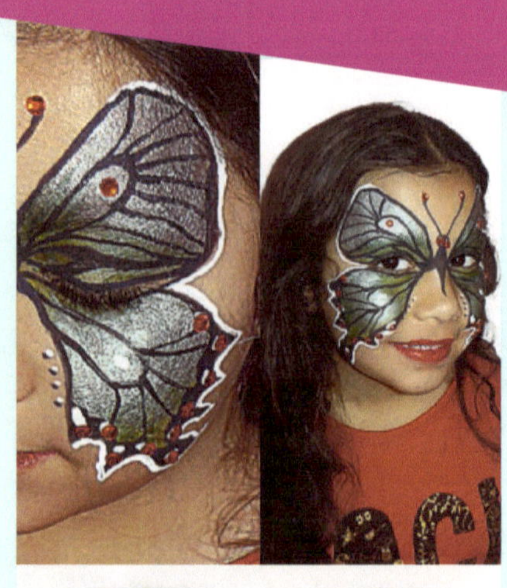

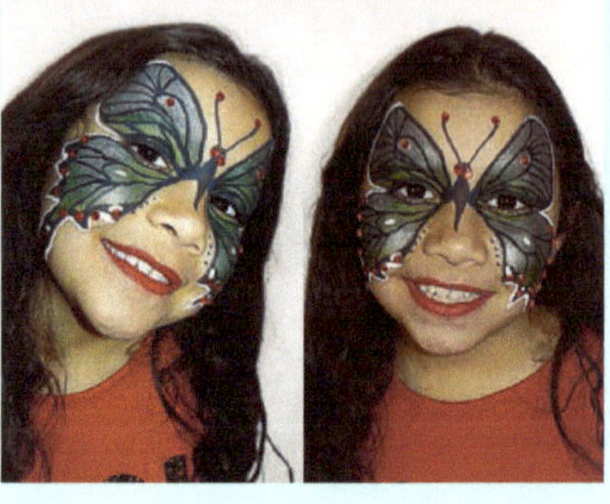

❥ Aunque existen ¡165.000! especies de mariposas y sus colores combinan y se multiplican al infinito, todas tienen un denominador común: su forma. De hecho su estructura se basa en formas triangulares, esto es: 4 triángulos para sus alas, un triángulo para el cuerpo y dos líneas para sus antenas.

esquema geométrico
5 triángulos y 2 líneas

❥ Lo que sí varía de una a otra es la proporción entre los triángulos, lo que nos permite adecuarnos al rostro de la modelo: se pueden representar abiertas, con sus dos pares de alas desplegadas, o bien hacer una vista lateral, pintando solo 2 alas, la superior y la inferior.

❥ Es importante tener en cuenta que, al hacer la mariposa desplegada, el cuerpo queda en el tabique de la nariz de la modelo, por lo cual no debe dibujarse demasiado ancho. En cambio, si se hace una vista lateral, el cuerpo quedará en el lateral de la nariz.

❥ Para lograr una mariposa armoniosa, conviene dibujar desde el comienzo de la ceja, ir hacia arriba, luego bajar y cerrar en el ángulo externo del ojo. Con esto, ya tenemos el ala superior. Para la inferior, se debe dejar un espacio en el ángulo externo del ojo, bajar hasta el lateral del pómulo, subir y cerrar en el lagrimal o ángulo interno del ojo.

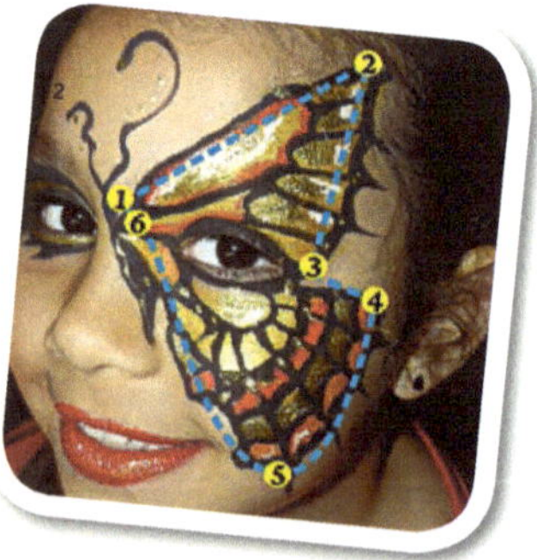

❥ Las líneas del contorno pueden ser rectas, curvas, quebradas, onduladas, convexas, cóncavas etc. Además, la dirección de la línea de las alas puede variar hacia afuera o hacia adentro según se desee. El color y las texturas, al igual que a las mariposas auténticas, enriquece muchísimo. Por eso, es la propia naturaleza quien puede inspirarnos…

MARIPOSA VIUDA DEL MONTE

❥ **Nombre científico:** parides perrhebus.
Origen: Sudamérica.
Hábitat: se la puede ver en casi todo nuestro territorio, desde Formosa hasta Santa Cruz, con diferencia de colores.

❥ **Para maquillar se necesita**
Maquillaje cremoso al agua verde y plata
Maquillaje líquido blanco y negro
Maquillaje acuarelable rojo
Pinceles: redondo y liner
Stickers autoadhesivos rojos
Gibré

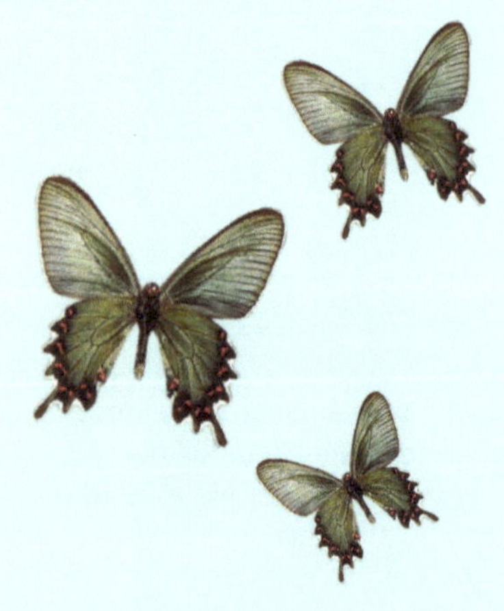

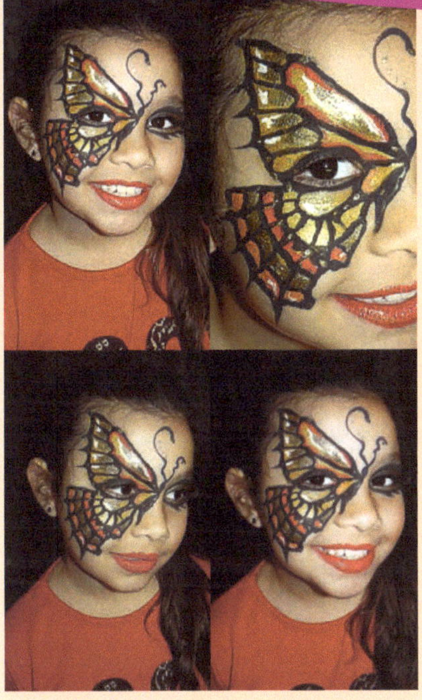

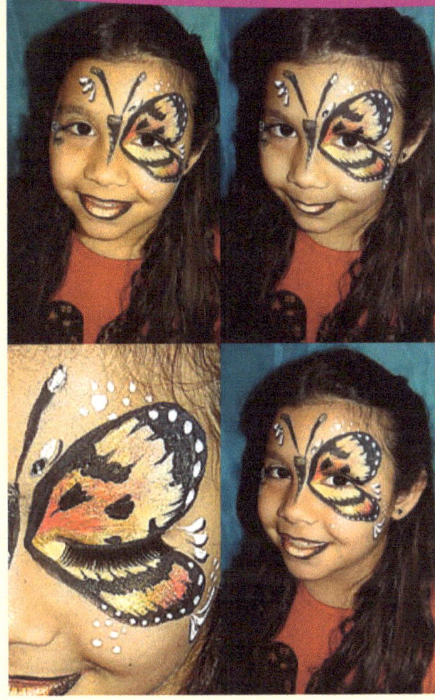

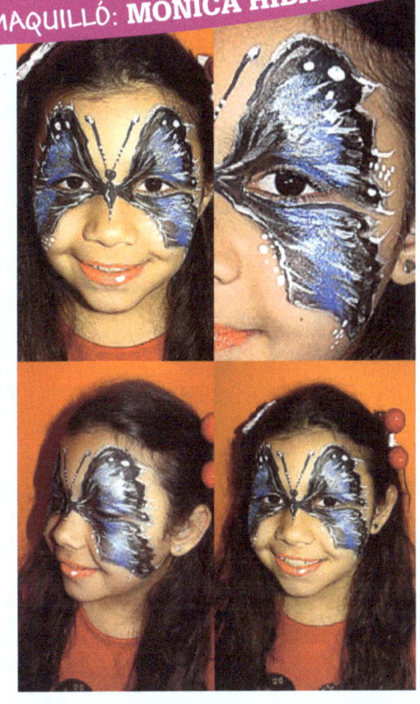

MARIPOSA ACEITOSA DEL LITORAL

❧ **Nombre científico:** euryades corethrus.
Origen: Sudamérica.
Hábitat: en nuestro país, en Buenos Aires y el litoral.

❧ **Para maquillar se necesita**
Maquillaje cremoso al agua oro
Maquillaje líquido negro y blanco
Maquillaje al agua naranja y rojo
Pinceles: redondo y liner
Gibré

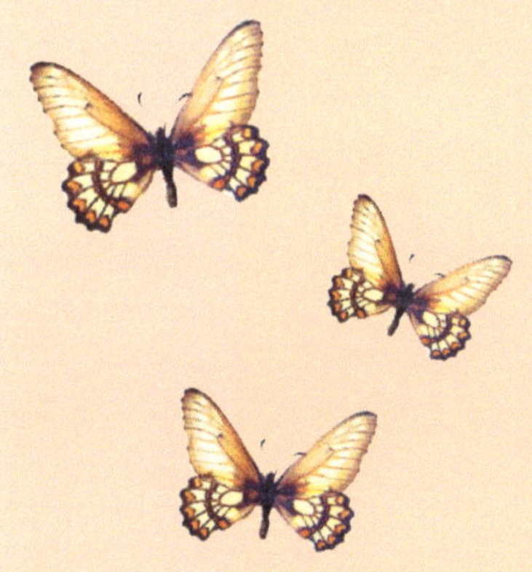

MARIPOSA FUEGUERA

❧ **Nombre científico:** mechanitis lysimnia.
Origen: América.
Hábitat: menos en la Patagonia, habita en todas las provincias argentinas.

❧ **Para maquillar se necesita**
Maquillaje acuarelable rojo, amarillo y naranja
Maquillaje líquido blanco y negro
Gibré tornasolado
Pinceles: redondo y liner
Stickers autoadhesivos con forma de lágrimas

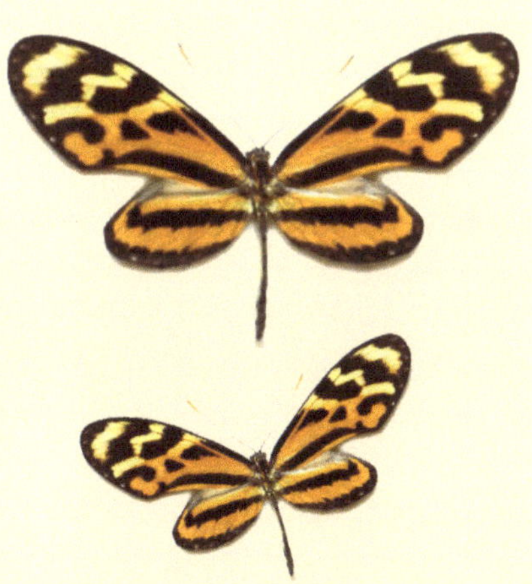

MARIPOSA ZAFIRO DEL TALAR

❧ **Nombre científico:** doxocopa seraphina.
Origen: América.
Hábitat: prefiere las cálidas provincias del norte argentino, pero en el verano su presencia se extiende hasta Neuquén.

❧ **Para maquillar se necesita**
Maquillaje cremoso al agua azul metalizado y plata
Maquillaje acuarelable negro
Maquillaje líquido blanco
Maquillaje en barra flúo naranja
Gibré tornasolado
Pinceles: redondo y liner

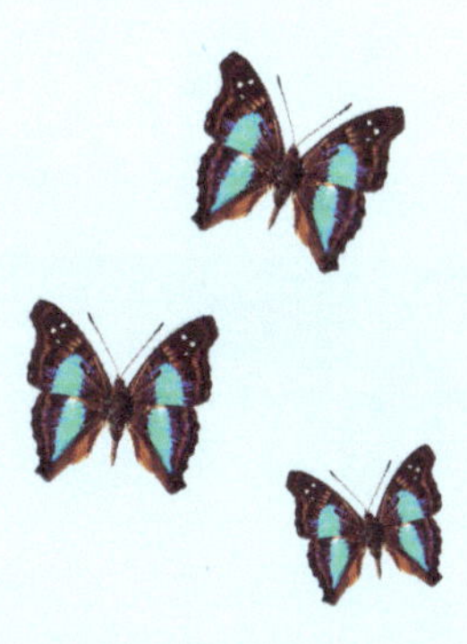

BELLY PAINTING

El body painting es el vocablo inglés que se utiliza para describir la acción de pintar el cuerpo, pero si lo que queremos es pintar concretamente la panza de una embarazada tenemos que hablar de **BELLY PAINTING**.

Ha tenido una repercusión estupenda y cada año hay más mujeres que se apuntan a esta divertida actividad en el último trimestre de su embarazo.
Guardar en fotografías y videos este momento es un recuerdo único.

Ademas, el belly painting es una actividad relajante para la futura mamá, ya que la suavidad de los pinceles genera un cosquilleo en la pancita que resulta agradable.

Se acostumbra incluir el maquillaje en el festejo de un baby shower, evento donde agasajamos a la mamá antes de recibir a su bebé.

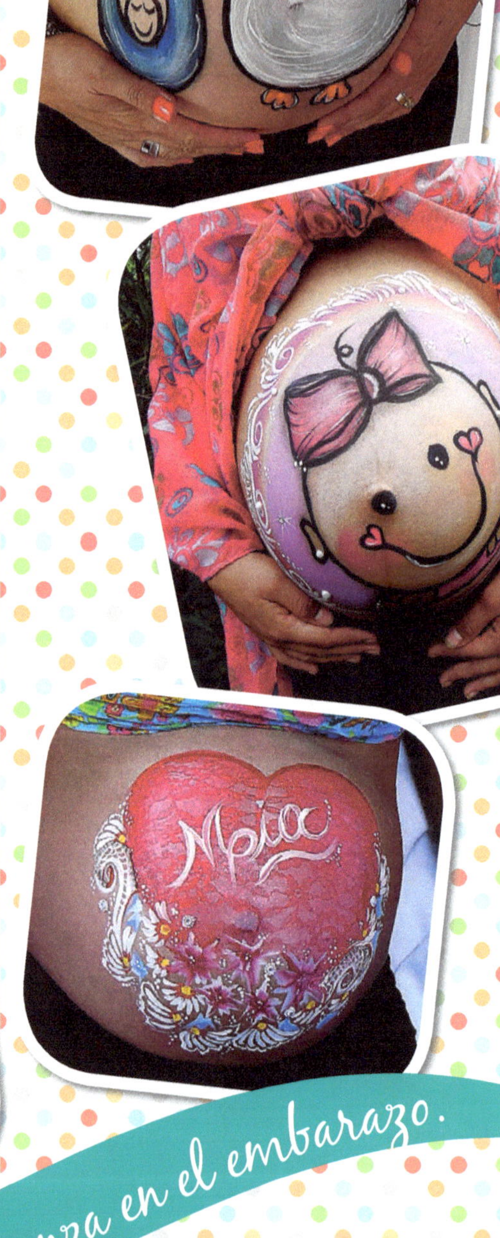

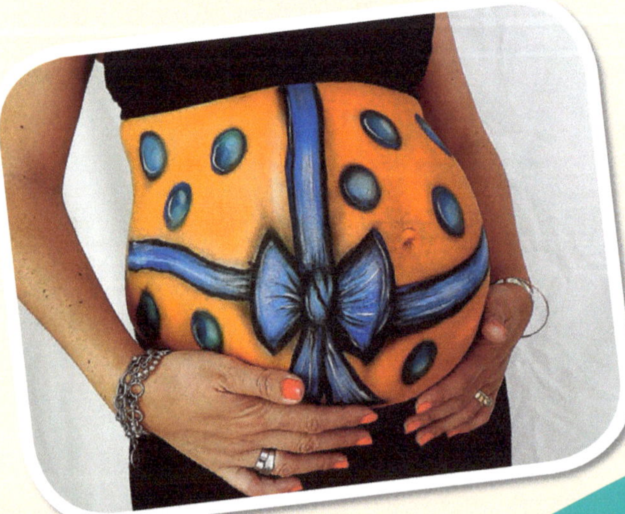